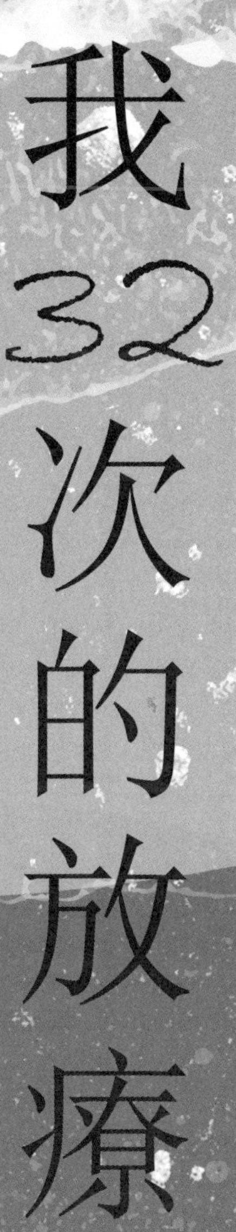

與吃喝玩樂

一段罹癌者的自我探索之路

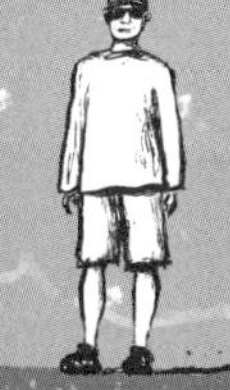

黃榮堅 著

前言

對罹患癌症的我而言，未來會怎麼樣的問題很難說。過往的經歷告訴我，眼前的數據看起來好，不一定是好；眼前的數據看起來不好，也不一定是不好。我們透過醫療科學的幫助描繪出一段抗癌成績的曲線圖，但不管曲線表現好或不好，老天爺會接手描繪出下一段的曲線圖。我對PSA的數字以及背後的意義延伸和再延伸已經沒有什麼興趣，因為那是醫生的事情，不是我的事情。我唯一應該負責的事情是過好當下的生活，也就是找出自己面對這未知之路的基本哲學。因為只有如此，我才可能和以往一樣繼續快樂過日子。

每一位癌友的狀況都不一樣：問題不一樣，心情也會不一樣。這本書裡面所描述的，僅僅是我個人在做放療這一段日子裡的經歷和想法。我不是學醫的，所以書中所敘我的做法都只是外行人在有限知識裡為自己所做的選擇。我的選擇很可能錯誤，不

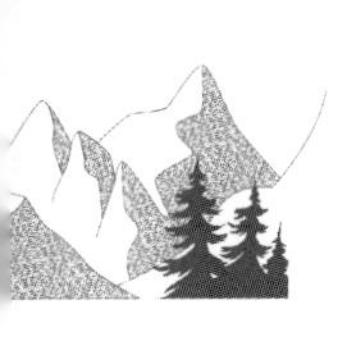

是醫學上可供參照的指引。即使僅僅做為一個病患，我也不見得是一個好的病患，因為我的想法和做法可能過度浪漫。

這一本書並不是日記，而是如上所說，是我在這一段日子裡大約的經歷和想法。真的開始動筆的時間點，是在放療副作用開始侵襲我身體的時候，而當身體不舒服或醫院裡外事情多的時候，也實在沒辦法寫什麼，只能事後片片段段再做追記。因此書上記載事情發生的時間難以完全準確，這一點希望可以得到讀者的諒解。

雖然幾年來走在抗癌路上，但這件事只是一個人所可能碰到的很多重要事情當中的一件事。**人是用他的全部哲學體系在應對人生道路上的每一件事情，人也是用他的全部哲學體系在應對癌症這件事。**哲學是不會有標準答案的東西，但也正因為如此，這一段日子才沒有白過。如今回想起來，我們在放療期間所度過的，其實就像是一趟多彩的遊輪之旅。我們在旅途中一路面對也一路學習，而這一路的旅途也反過來讓我們心中填滿難以忘懷的回憶。

最後，我最想要做的是，給每一位癌友祝福。你們都是我最感親切的朋友。希望老天爺給我好的運氣，也同等的給每一位癌友好的運氣。

目錄

第三部 寧靜之心

對於癌症的復發，在醫師為我安排了三十二次的放射療程後，我們很快決定好，要用嘉年華式的吃喝玩樂來度過這段日子。醫院報到日一大早，先把已經打包好兩個月生活所需要的東西塞進車子裡，鎖好家門，隨即出發，開始執行我們在西部都會區的長假計畫……

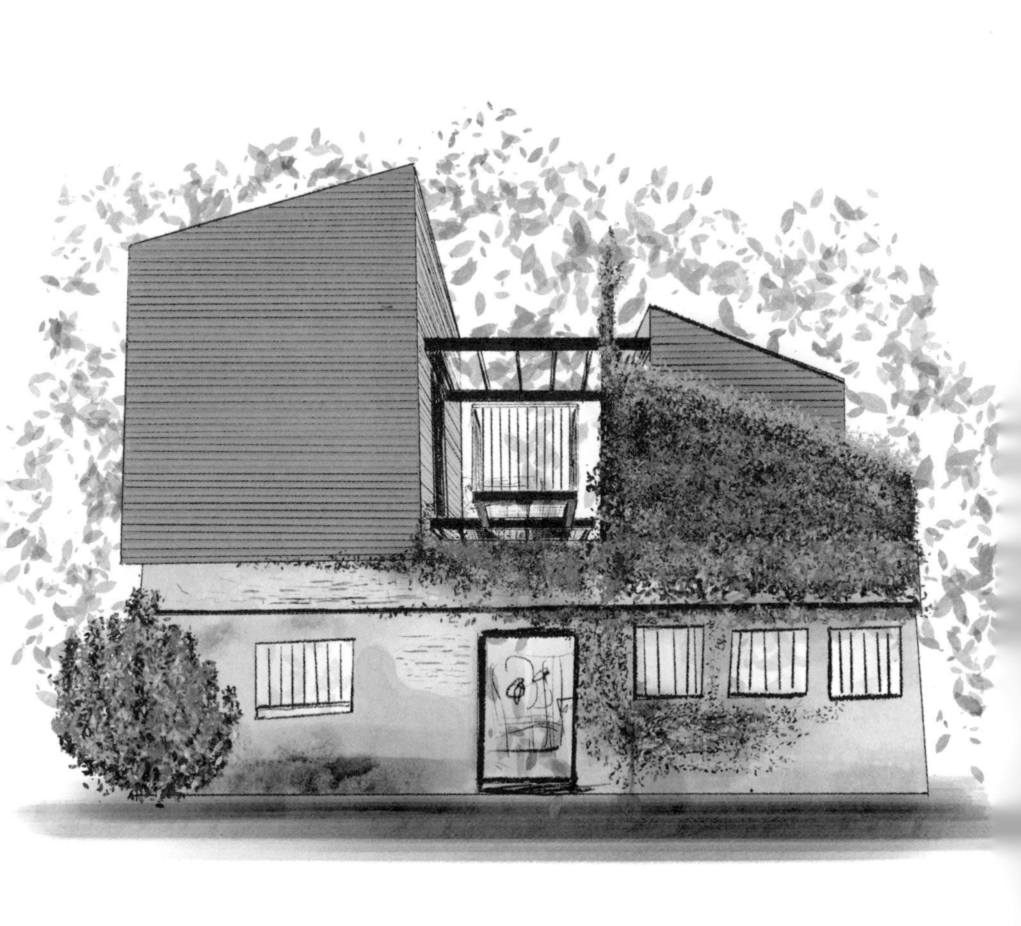

第一部　未知之路

02.19
星期一

放療01

帶著音效的療程

按照醫院事先的囑咐，我們在早上十一點半先到放射腫瘤部的登記室報到，隨後到直線加速器治療室等候區等候醫護人員的安排。今天是我第一次接受放射治療，報到後有一位護理師過來，向我們說明一些接下來流程進行的情形，同時交代我去上廁所，膀胱排空後再喝三百C.C.的水。換好做放射時的衣著後，再塞上耳塞，坐在治療室等候區的沙發椅上等候。

治療室大門緊閉，外牆的顯示器上顯示前一位病患在治療室裡進行定位以及放射治療，同時傳出機器運作的聲響。大致上定位的時間比較久，大約半小時，而真正放射的時間大約十分鐘。放療程序結束，治療室的大門又打開。放療師、護理師和一位病患家屬隨即進入治療室。沒多久，幾個人攙扶著罩著紅色外袍的病患慢慢走出來。緊接著放療師和護理師又陪我一起進入治療室。

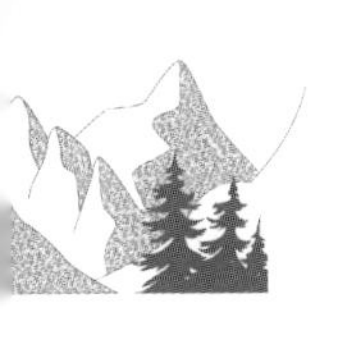

護理師非常細心的逐一教我把眼鏡和置物箱鑰匙放定位，以及口罩的正確擺法；又為了怕我動作之間頭會不小心撞到上面的櫃子，始終一隻手護著我的頭部。隨身物品擺放完成後，放療師和護理師一起讓我坐上放射治療儀的平台。在平台上躺下後，護理師把我的身體移動到正確的角度和位置。除了禦寒覆蓋的毛毯，我腹部蓋上了一些偵測器具，手放胸上，握著一個緊急呼叫器。

一切準備就緒後，平台開始把我輸送到放射儀隧道內。進入隧道後，餘光所及就是堵住眼前的米色隧道壁，連腦袋思想和感覺的空間也沒有了，只能把眼睛閉上。不久後機器蜂鳴聲開始響起，不過只維持短暫的時間，接著進入寂靜的狀態，應該是開始進行放射部位定位的過程。過了大約三十分鐘，放療師透過話筒告訴我，「現在要開始了」。這次伴隨著蜂鳴器背景音持續的咚咚咚低沉敲打聲，同時夾雜的是類似機槍快速掃射時規律的噠噠噠噠聲。機器的聲響很大，如果病患不是戴上耳塞，應該會受不了。

當我躺在治療儀的平台上做放療的時候，就只是躺著，除此之外沒有任何感覺，更不會知道此刻機器和癌細胞正在對決，機器正在殺死癌細胞。但如果用腦袋想像，那場景應該是像電動玩具裡英勇的隊長手持衝鋒槍，一路大步往前幹掉一波一波迎面而來的壞蛋，壞蛋在哀號聲中一個一個東倒西歪的躺平到地上。因此**治療儀運作時蜂鳴聲中所夾雜類似機槍掃射的聲響讓人頗感欣慰：我們給付的醫療費用果然購置了足夠的火砲和彈藥，而且如我所聽到的，此時戰火正猛烈**。但因為今天是第一次躺在治療儀的隧道裡，忽然聽到好像火砲掃射的聲音，覺得有些特別。理論上既然戰火猛烈，總要是對著敵人在打，然而其實我並沒有看到敵人在哪裡，也不知道敵人長成什麼樣子。

這一次的放射線治療和快要三年前的攝護腺癌切除手術不一樣。三年前的切除手術雖然一開始也是一連串PSA的數據監控而已，但最後是經過穿刺手術做檢驗後確定為惡性腫瘤；換句話說，是可以看到癌細胞就在那裡。相對的，這一次的放射線治療純粹是根據這三年間一連串定期追蹤的數據而來的。

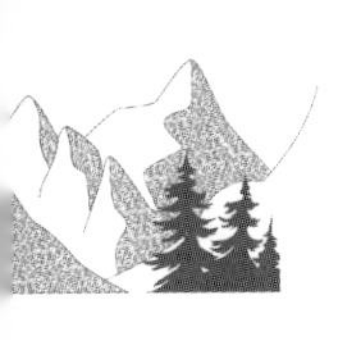

記得還在台北的時候，我在手術前的衛教單上讀到，一個理想狀況的攝護腺切除手術，術後檢驗的PSA數據會被標示為〇．〇〇八。所謂〇．〇〇八是什麼意思？為什麼不是〇．〇〇七或〇．〇〇三，或甚至直接是零？我外行人的猜想，或許就像人的視力一樣，而視力有其極限。即使一個非洲人的眼睛可以看到一公里遠的東西，那麼一公里以外的東西就不會被看到。但所有的知識會在這裡告訴我們，一公里外沒有被看到東西，並不表示東西就不存在。再譬如食品衛生單位所做的食品檢測，對於一些有害人體健康的添加物質的檢驗結果，經常被標示為「未檢出」。所謂未檢出，也是不保證有害添加物質實際為零，因為（不管是人為添加或生活環境裡的自然存在）也可能只是含量極其稀少，以至於像非洲人的眼睛一樣，儀器檢驗也有看不出來某種物質其實存在的時候。

我曾經讀到過一個說法，每一個男性身上都會有攝護腺癌細胞的存在，區別只在於它會不會興風作浪。如果這個說法正確，對於手術後這兩三年來PSA數據曲線（雖然說是緩慢）的持續上升一點也不奇怪。大約在數據上升到〇．三左右的時候，台東的醫院讓我轉診到以前為我動手術的K大醫院。轉診後，醫師告訴我說準備要做一些醫療的處理。我自己也查過相關資訊；對於攝護腺癌切除手術後的病患而言，當

PSA數字大概又回升到〇．二或〇．三以上時，就會被理解為是癌症的復發（PSA做為攝護腺癌症患者術後判定為癌症復發的參考值，和一般未罹癌之健康者的癌症警戒參考值不一樣，後者的參考值是應小於四．〇）。只不過如同上面所說，這一次的放射治療純粹是根據一連串定期追蹤的數據而來。因此對我而言，所謂癌症復發其實只剩下一連串數字的存在，沒有眼睛、沒有鼻子，也沒有手和腳。難怪醫師說，現階段的治療在性質上屬於「預防性治療」。

就在前幾天，據一則新聞報導，英國王室的凱特王妃向全世界公開發布消息，表示自己因為罹癌，所以開始進行「預防性治療」。我也是從半年前因為確認癌症的復發，所以才開始知道有「預防性治療」這樣一個醫學上的用語。這個用語聽起來似乎在講一個類似消毒或大掃除的概念。所謂消毒或大掃除的意思是，儘管我們眼睛看不到病毒或細菌在哪裡，但我們判斷（或擔心）身體內外的環境裡可能存在有病毒或其他細菌一類的東西，所以就用大掃除來消毒。至於所謂預防，聽起來好像多少可以給人一些安慰，因為意思好像是說，可能會有病毒或細菌存在，但也不一定有，所以你可以不用緊張。不過這些應該都只是一些說話的技術，因為邏輯上，「預防」和「治

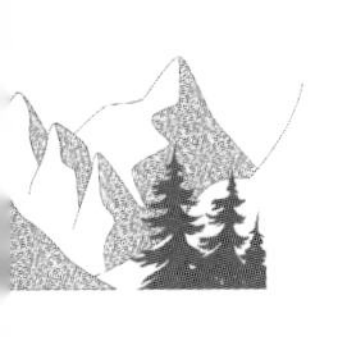

療」應該是矛盾的概念。

不管要說這是預防還是治療，其實都已經不重要。重要的是，反正現在必須做一些醫療上的處理來解決問題。躺在治療儀平台上，整個療程讓身體有感的就只是聽到機槍掃射的聲音。全程四十分鐘過去，治療儀的聲響戛然而止，平台又開始把我輸送到隧道外，同時治療室的電動鐵門又打開了。放療師和護理師進來問我說：「都還好嗎？」我用手勢比了ＯＫ。放療師和護理師各站一邊，卸除我身上的毯子和器具，很小心的扶我坐起來。在等待平台降低的十秒鐘時間，我回頭看了一下治療儀，看到隧道口上端標示著大寫Ｍ字母開頭的品牌名稱，據說這機器是很厲害的東西。

等平台降低到定位後，放療師和護理師扶我慢慢下平台穿鞋子。第一天的放療就這樣做完了，全部過程就是躺著而已，當中我一度輕輕的睡著了。走出治療室，去更衣室換衣服。一邊換衣服，一邊感覺心情輕鬆起來。記得醫師先前就說過，在整個放射療程裡，如果有副作用出現，大概也會是兩個星期以後的事。既然如此，**今天才第一天，就不用管那麼多了，不妨下午先及時行樂再說，至少也要搭捷運到三多商圈滿滿陽光的咖啡屋喝杯咖啡，再搭一片輕乳酪蛋糕。**

02.20
星期二

放療02

爸爸，你感覺還好嗎？

先前安排了要去新加坡看女兒瑩。行程、交通和住宿都安排好了，甚至禮物也準備好了，但因為療程時間臨時確定，只好取消去新加坡的計畫。反而是瑩因為收到我必須到醫院做放療的訊息，一個星期前就憂心忡忡的從新加坡趕回來。

做完了今天的放療，伊娜下午另外有事，瑩陪我搭捷運到光榮碼頭逛逛。我們從光榮碼頭沿著岸邊往駁二特區的方向散步過去。我向瑩詳細描述了我癌症術後追蹤治療、從台東的醫院轉診過來、最近的下顎麻情況，以及一些相關資訊上的說法。我是在大約幾週前開始出現很明顯下巴發麻的情況。我上網去找資料，跳出來的資訊大部分都指向是攝護腺癌術後的骨轉移所造成的症狀，並且具體說到，大概只剩下十五個月的存活期。

瑩在散步的時候問我說：「爸爸，你感覺還好嗎？」

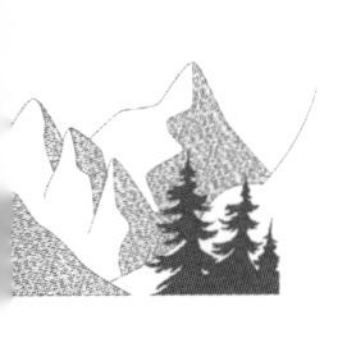

我說：「爸爸感覺很好啊！爸爸身上沒有任何疼痛的感覺。到現在為止的放療，人也只是躺在機器上面，一樣是沒有任何感覺。爸爸心情上沒有問題，不會擔心什麼事情。」

「但是我講的不是有什麼事情要擔心的問題，而是心裡感覺的問題。就說現在好了，爸爸是不是心裡會覺得還有一些事情可以做，或是還有什麼地方可以去看看的？譬如我們講了幾次的去日本玩之類的。」

「爸爸現在的心情，並不是說不想和妳去日本玩，而是說如果沒有辦法和妳去日本玩，爸爸並不會有遺憾，因為爸爸覺得一切都已經夠好了。世界這麼大，人本來就不可能把全部世界都去過。」

瑩聽著沒說什麼，我接下去說：「妳看爸爸，從來沒有碰到戰亂，也沒有餓過肚子，一輩子做的事情和工作都是爸爸心裡喜歡做的事，都可以好好的做。這世界上能夠這樣過日子的人不見得很多，爸爸這樣不是已經夠好運了嗎？

「爸爸現在所想的，就只有身體不要有痛就好了，但這不是我的問題，是醫學的問題。屬於醫學的問題就讓醫學處理，我們擔心是沒有意義的。」

「但是爸爸，雖然醫學的問題就醫學處理，但我們畢竟不知道情況會是怎樣，你放心嗎？」瑩又問了。

「**不管情況會怎樣，放心不放心都是我們自己要處理的事情；是我們自己要學習放心，讓自己放心**。重點是，如果不是放心，又能夠怎樣？所以妳不用擔心，爸爸沒問題的。」

「但是爸爸所說的會不會只是一種想法而已，其實心情可能是不受想法控制的？」

「爸爸知道，心情是很真實的東西，心情有它自己的樣子，所以人這一秒鐘的心情不一定是人這一秒鐘的想法可以控制的。但那就只是在說這一秒鐘的事情。長遠來看，心情固然是人對當時所面對的事情直接反應的呈現，但是一切的反應呈現背後都有它的反應模式，就好像是一個程式。對於這一個程式會是什麼樣子的程式，我們沒有可靠的方法可以去控制它，只能相信這是可以練習出來的。」

「那是要怎樣？」瑩問。

「那就是態度學習的問題，靠的是我們平常靜下來和自己的內心做溝通。溝通到自己清楚了，接受了，就好了。」

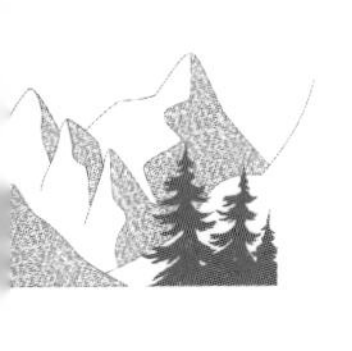

我們繼續順著輕軌路線的方向走下去。沒走多久，我偶然間看到沿著人行步道的藝術設置當中有一塊看板，上面文字寫著：「加油到世界末日那天！」另外一塊寫著：「平安到世界末日那天！」雖然是發想自愛護小動物的文宣訴求，我還是在看板前沉浸了幾分鐘，心裡想著，就把它拿來借用一下，當作這是在告訴我的話。

駁二特區標榜的是藝術，所以一路上除了賣吃的，有很多小巧手製品、衣服或飾品的擺攤，甚至也看到排隊的觀眾等待著要進場看劇場的表演。我們走進幾個大倉庫看一些創意的小東西。以往有機會來這裡逛的時候，我知道瑩都喜歡看這些設計得奇奇怪怪的東西，並且我都會故意嘲笑說她「幼稚」，但是我看她今天好像沒看太久就走過去。後來我看到有賣冰棒的地方，我知道她喜歡吃冰棒，所以就去買了冰棒吃，當然我還是會說她「幼稚」。

從倉庫走出來，繼續往前走就聽到稍遠處有街頭藝人在唱歌，唱的是蔡秋鳳的成名曲〈金包銀〉。街頭藝人是男生，刻意濃妝豔抹，穿著曳地長裙，又頂著一頭蓬鬆的亂髮。他本來就帶著一點菸嗓子，那還不怎麼樣，特別的是他好像硬是要把蔡秋鳳比下去，用比蔡秋鳳更誇張的鼻腔唱著：「別人的性命，是框金又包銀，阮的生命不值錢。別人若開口，是金言玉語，阮若多講話，唸咪（馬上）就出代誌（事情）……」

我把歌詞的意思跟瑩解釋得更清楚一點，瑩也覺得有趣。我想，像〈金包銀〉這樣對命運的感慨之所以觸動很多人的心，實在是因為，當人閱歷過種種人間事，眼前難免有時隱約、有時清楚的浮現命運的影子：**我們好像都只在控制生命中數不完的小事情，但我們到頭來並沒有真的掌握我們幸福或不幸福的生命主軸**。

雖然我們常常聽到所謂性格決定命運的說法，聽起來好像改變性格就可以改變命運，但問題是，誰在決定性格？是教育還是DNA？即使教育可以改變性格，那需要經過多少時間？還來得及趕上人生的腳步嗎？更不必說，決定命運的因素並不是只有性格，而是還有無數的其他，譬如有人走在斑馬線上也會遇到車禍的死劫。因此**對於所謂命運的事情，讓人遺憾的就是，人對這件事根本沒辦法說要怎麼做才可以改變結局**。

瑩問爸爸感覺是否還好的問題，可能擔心的是爸爸對生命的擔心，但其實爸爸真的沒有在擔心。爸爸不知道，對生命的擔心是要擔心什麼，是要擔心自己可以活多久嗎？

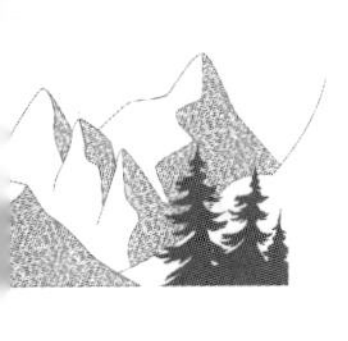

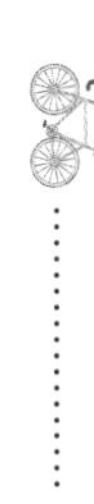

如果要說自己可以活多久的問題，第一個問題應該是，要活多久才算久？不管你要說是三十歲、五十歲、八十歲或一百歲，哲學家塞內卡（Lucius Annaeus Seneca）早就做了論斷：生命短暫。意思是，不管一個人活到幾歲，總之都是生命短暫。當然一定有人不接受這樣的說法，因為相對於有人可能是活了三十歲，活了五十歲的人就不算生命短暫，活了八十歲的人更不算。問題是，這樣一來，要說生命短暫或是煩惱自己好像活得不夠久的問題，都是無法客觀的想法，因為我們根本不知道是要和哪些人做比較。在醫學不發達的時代，很多地方小孩的出生夭折率可能高達一大半。即使今天世界上各國衛生機構都有國民平均壽命統計，甚至是個別地區的平均壽命統計，而且還區分男性與女性，但問題還是一樣：為什麼就是要和一個平均數字做比較？是因此就要怎樣努力讓自己活久一點，就像學校的學生要努力念書念到考試及格嗎？

所以剩下來的就只有情緒問題，情緒於為什麼自己不能活得更久一些。然而姑且不論人長壽了以後真正的問題其實是要如何繼續創造價值，如果人不是真的可以為自己想要的長壽做一些有意義的努力，譬如還可以多運動來增加身體對疫情的抵抗力等等，徒然牽掛生命長短的情緒就完全沒有意義。

當然**人的情緒問題是人最難以處理的問題，但如果情緒模式不能學習跟著理性走，到最後承受苦果的還是自己**。因此關於要如何撫平來自對生命無常所產生的不滿與怨懟，塞內卡在〈論心靈之安寧〉（De Tranquilitate Animi）一文中就特別推崇普布里烏斯（Publilius）的經典金句：「發生在一個人身上的事，有可能發生在所有人身上。」

如果我們把普布里烏斯這一句話翻譯成通俗的說法，就是人有旦夕禍福。而且這裡所說的人有旦夕禍福，是針對每一個人在講的，而不是像我們無知的以為那只是在講別人的事情。關於行人走在斑馬線上卻被粗心的汽車駕駛人撞死的事件，客觀上的意義就是無差別攻擊。既然如此，誰都不能排除自己可能有一天也會在斑馬線上遭遇不幸，只不過人的心理並沒有準備好接受這樣的事實。人的心理之所以沒有做好這樣的準備，或許是因為情緒上不願意自己碰到這樣的遭遇，因此也拒絕承認這世界的真實。問題是，這樣的不願意會有什麼好處？

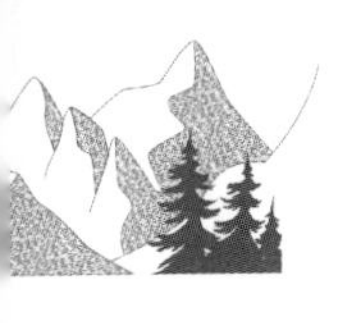

普布里烏斯的經典金句只不過是向每一個人再次提醒人存活在這世界上的真相。對所有對生命無常有所怨懟的人而言，這句話是一個很好的解方。如果人可以接受這樣簡單的一句話，那麼不管事情要怎麼變化，心中都可以坦然以對。

所以爸爸才告訴瑩，爸爸一切都很好。

02.21
星期三

放療 03

看見陽光

今天星期三，是開始放射療程以後的第一次門診，伊娜和瑩都說要陪我一起進去診間。我知道，她們一直在等待我上週做全身骨骼掃描的結果。

今天的門診速度好像慢很多，護理師說是因為有新的病患進來，新的病患情況比較複雜，所以看診時間會比較久。其實在這幾天門診或放療的等待中，我感覺在放射腫瘤部通道上的病友們都很安靜的坐著或站著，沒有一絲緊張，更不會急躁。大家不是悠悠然的在做一點小事情，就是靜靜等待接下來的放療，平靜得好像什麼事都沒有發生過。這氣氛和電視劇裡上演類似場景時，病友或親人的情緒波動完全不一樣。**我感覺在這裡的癌友們，好像每一個人都是哲學家**。

等了將近一個鐘頭，門診序號燈亮出我今天的序號三十五號。我們三個人一起進入診間，和醫師相互問好後，醫師很快的看了一下電腦螢幕上亮出的全身骨骼掃描影

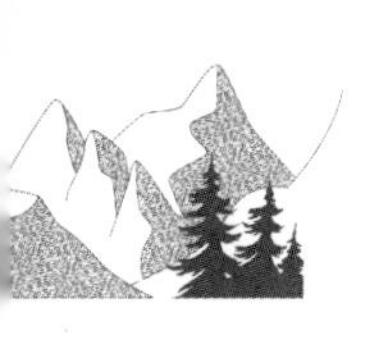

像，接著告訴我們說：「骨骼掃描結果都很好，並沒有骨轉移的情形，至於下顎麻的問題，和原來的攝護腺癌沒有關係，所以接下去按照既定計畫繼續進行放療就可以了。」我問醫師：「那麼下顎麻的問題是怎麼回事？」醫師說：「下顎麻的原因不一定，但是從現在的掃描影像來看，和你的癌症是沒有關係的。」

我向醫師提起我所看到的一些資訊上的說法，醫師回答我說：「你所看到的資訊上提到的攝護腺癌術後骨轉移所造成的下顎麻，就那個案子的情形來說可能真的是癌細胞骨轉移所造成的，但並不是說全部攝護腺癌術後所出現的下顎麻就都是骨轉移，現在你的情況看起來就不是如此。」

伊娜和瑩在聽完醫師報告的那一秒鐘，應該已經放下壓在心上的那一塊石頭。至於我自己，一開始感覺一切依舊平靜，但好像才平靜了三分鐘。走出診間後，我慢慢感覺到心上似有若無的輕微波動。直到結束今天的療程，走出醫院抬起頭才發現，早上出門時外頭霧霾遮天，但不知道是什麼時候已經出現藍天和陽光。

瑩因為工作的關係，今天必須回新加坡。讓我高興的是，正好今天的骨骼掃描報告給了我們正面的訊息，瑩可以不必帶著憂心回去。下午三點多，我和伊娜搭捷運陪瑩一起到小港國際機場。到了機場，先辦登機手續。辦好登機手續，離登機還有一段時間，我們就先去機場餐廳吃飯。三個人分別點了牛肉麵、豬排義大利麵和海鮮義大利麵，一邊吃飯一邊聊天。

瑩還是問我說：「爸爸，趁著我這兩年還派駐在亞洲，如果時間可以，我們一起去日本玩好嗎？譬如說明年的時候。」我說：「當然好啊！那一定會很好玩的，為什麼不呢？」伊娜聽到這旅行安排，也是興致高昂，說是要趁現在的匯率趕快買日幣來放著。我們繼續東聊西聊，至於義大利麵好不好吃，應該是好吃吧？直到登機時間快到了，送瑩走進通關走道，瑩最後回過頭來和我們互相揮手，然後轉身往前走。

回鳥松家的路上，我心裡感覺到這一個多月以來少有的輕鬆。不管將來情況會如何發展下去，至少要感謝今天的骨骼掃描報告暫時給我們正面的訊息。

回到鳥松家裡，回顧了一下網路上所看到的資料，才發覺原來那是某家醫院處理過的個案，經不同醫療雜誌以及不同資訊平台反覆引用及報導，造成了閱讀上的誤會，以為攝護腺癌術後和下顎麻的連結關係是某種程度普遍的情形。我們這幾個星期以來的不安，眼前看來也是某種程度的虛驚。

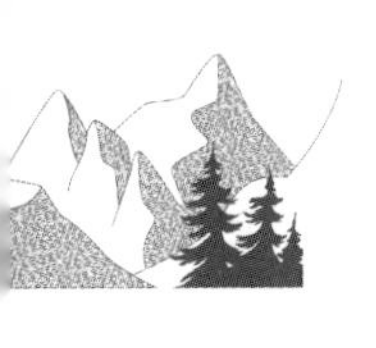

02.22
星期四

放療04
開啟獨行模式

幾天下來都是伊娜或瑩陪我一起到醫院做放療。瑩昨天已經回新加坡去了，但即使是伊娜陪我去醫院，我也覺得這是浪費時間，因為每去做一次放療，加上交通往返都要花半天以上的時間。事實上，除了抽血、打治療劑，或每逢星期三在放療以外又同時要看一個或甚至兩個門診等情況會有一些不方便外，如果只是做放療，我一個人都可以處理。所以我決定啟動獨行模式，除非沒有伊娜的支援不可，否則我就獨立行動。

首先我必須處理的是交通問題。因為在台東住久了，現在很不能適應都會交通的擁擠和混亂。除非必要，我不想開車出門，所以改搭公車或捷運來解決我的交通問題。由於我們都還不知道要怎麼搭大眾運輸工具到醫院，伊娜打電話問大妹，結果大妹說，雖然他們在澄清湖區住了很久，但因為搭公車要走很遠的路，所以從來沒搭過公車，也不知道公車站牌確實在哪裡。我們只好先上網去找資訊。

伊娜的娘家離衛武營不遠，所以我們知道衛武營站有捷運可以到達醫院附近，只是要在美麗島站換車。現在我的問題只剩下，要怎麼坐公車到衛武營站。查詢的結果，離我們現在住的鳥松家最近的忠誠路口站有70A公車是開往衛武營站的方向，在建軍站下車後，沒幾步路就是衛武營捷運站。

從鳥松家裡到忠誠路口站距離大約有一千四百公尺，我預計十五分鐘的時間可以走到。但今天是第一次實驗自己搭公車轉捷運的方式去醫院，所以我把做放療要帶的東西都裝進背包後就提早出門了。

我想把交通過程的走路也當作運動，所以走得比較快，走到忠誠路口站果然大約就是十五分鐘。到了站牌後等了一下子，公車並沒有準時來。我看看站牌其他路線圖，發現其實黃2路線也會到建軍站。好巧隔了一兩分鐘就來了一輛黃2的公車。我想改搭黃2應該會更快到達建軍站，於是就上了那班公車。一路看著窗外川流的交通和緊張的汽、機車駕駛人左右穿梭，感覺坐在公車上就是可以這麼悠哉。公車沿著澄清路開，我一路觀察每一個站牌附近有什麼美食店家，這樣子我們以後靠著搭公車就

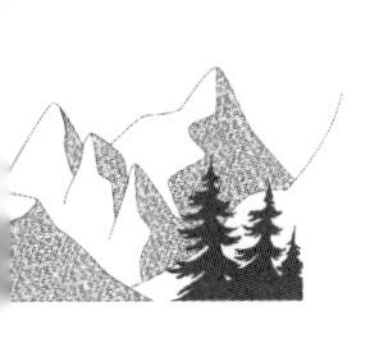

可以有各式各樣的美食據點。

但得意沒多久，就發覺情況有一點不對勁，因為公車到了建軍站的地方並沒有轉往衛武營捷運站的方向，而是走另外一個方向，而且也根本沒有停建軍站，一路一直往前開。我問了司機，司機說黃2去程和回程的站牌並沒有完全一樣，回程是有建軍站，但是去程沒有。那現在怎麼辦呢？司機說可以繼續坐下去，坐到前鎮高中站再去轉捷運。我想這樣也可以，反正都會區的大眾運輸網路是條條大路通羅馬。但我沒想到，公車坐到前鎮高中站幾乎是繞了半個高雄市在做接地氣的田野調查。所幸我今天提早出門，要不然就要趕不上做放療的時間了。

在前鎮高中站搭上捷運，到後驛站出了捷運站，朝醫院的方向走。往醫院的路上一開始鄰近菜市場，可以看到很多傳統小吃的擺攤，不過太油、太甜、太鹹或精緻澱粉的東西我現在都不能多吃。轉角有一攤賣白玉米的，白玉米也是我的最愛，但放療期間的腸胃道無法消化這些東西。再往前有幾輛發財車都是賣水果的，在這裡很快就會發覺都會區和台東物價的落差。我很想就買一些木瓜帶回去，但現在要先去醫院，回鳥松家又要坐公車、搭捷運，不可能帶著木瓜走，只好空手路過。

到了醫院，時間還很充裕，我慢慢走去放腫部。就在這時候，我感覺好像我背後的褲子溼了一大片。我趕快把背包放下來，看看到底是怎麼一回事，結果發現背包底部也都溼了。打開背包，原來是放在背包裡的水壺蓋子沒有轉緊，療程前要喝的水幾乎都漏光了。還好問題不大，再到便利商店買一瓶水就好。至於褲子溼了，就讓它自己慢慢乾。

治療室入口處有置物櫃，這對做放療的病友來說是很實用的設置，因為進入治療室之前要做完排尿、喝水、換衣服、塞耳塞等等的動作，進入治療室時又有些東西是一定要帶，其他東西則是什麼都不能帶。手忙腳亂之間，如果不是有置物櫃，一個人要顧東顧西，難免腦袋有時會忽然斷電。幾天下來，我已經習慣把這一切動作順序都固定下來，也把各種東西的擺放位置固定下來，免得一下子找不到號碼牌，一下子忘記塞耳塞。前天做放療的時候，我就是忘記塞耳塞。當機器開始運轉，進入隧道內我才發現忘記塞耳塞，趕緊按下緊急按鈕叫暫停，結果放療師和護理師開啟治療室電動門，進來了解情況並做了處理後才重新跑一次程序。至於做完放療要離開治療室時，大致上把動作按照原來的順序倒過來做一次就對了。

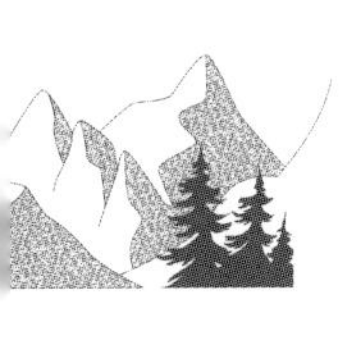

目前放療才做了幾天，身體還不會有什麼不舒服的反應出現，所以離開醫院以後就是覓食時間。雖然醫院裡有美食街，也有一些配合健康概念的食物，但感覺總是外面街上賣的食物比較有趣，所以就利用今天上街的機會走走逛逛，看看有什麼好吃的。

走出醫院，馬上就在旁邊的大路上找到了一家土雞鍋店。我點了苦瓜雞湯和古早味拌麵，湯和麵都非常清爽美味，尤其是刀削麵做成的古早味拌麵。吃飽後我繞到隔壁街，隔壁整條街幾乎都是賣吃的。因為天氣熱，我找了一家綠豆薏仁湯店。老闆有健康概念，冰品大約是微微甜。坐在店裡頭，看到對面店家放著「古早味臭豆腐」的招牌。我很喜歡吃臭豆腐。如果這世界上只能選擇一種炸物來吃，那麼我會選擇的東西已經不是以前的日式豬排了，而是臭豆腐，但現在實在是吃太飽了，不能再吃。

結束今天的中餐，要走去捷運站時看到有一家商店在路邊擺放了一個醒目的招牌，上面大字寫著「一輩子來店消費買一送一」。看來老闆是很霸氣，但是賣什麼東西可以一輩子來店消費買一送一？應該不會是牛排，也不會是手機，更不會是大樂透。

回程還是搭捷運轉公車，然後走路回鳥松家。公車快開到忠誠路口站的時候，我接到伊娜打來的電話，問我說現在太陽還很大，要不要開車到車站接我。我說不用，還是走路回家。當然是要走路回家，因為今天已經決定啟動獨行模式了。事實上我同時在做的賀爾蒙治療，副作用之一是可能造成骨質疏鬆，那麼現在多走路多曬中午的太陽應該也是正好。

公車到站，下車走了兩步路，看到路口轉角處有一家薑母鴨店。薑母鴨店裡擺滿了圓桌，看起來還沒有開始營業，但幾個員工已經裡裡外外忙碌著準備迎接客人上門了。在高雄這種炎熱的天氣下，薑母鴨的生意應該是晚上才會開始，甚至消夜時才是人多的時候。因此以我每天的作息時間，應該這兩個月不會看到客人大啖薑母鴨時又醉又飽的滿足。其實我想的應該沒錯，我又看到薑母鴨店門口擺了一個告示牌告訴吃客們，本店從幾月幾日起就要放「暑假」了。

綠燈亮起，穿過大馬路，轉入斜對面整齊的外環道路，一開始就看到一整排的豪

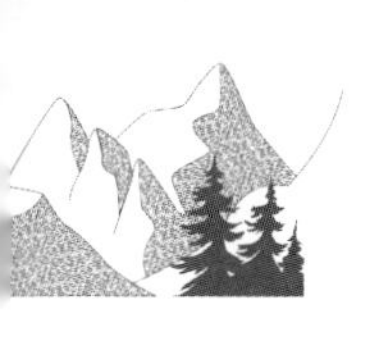

宅。或許是因為地大的關係，這裡的豪宅不只大，而且花木扶疏，庭園五顏六色，和台北的豪宅比起來，除了地價以外，似乎更像豪宅。我印象深刻的是當中有間豪宅門口和對面擺了三部車子，一部是荒野，一部是ＢＭＷ電動，一部是黑色大吉普。荒野車旁邊看來像是受雇的移工正抓著水管在清潔車子，我想這應該就是有錢人有錢的哲學，因為光是輪流洗這三部車子的洗車工資，就遠遠超過主人雇用一位移工的月薪。

一路走著也一路想著，不知不覺也走到家了，總算完成今天的獨行模式。算一算這種獨行模式，等捷運要一些時間，等公車要更多時間，出了捷運站距離醫院走路大約十分鐘，下了公車距離家裡慢慢走是二十分鐘。如果不是今天早上搭錯公車，那麼我估計一天的交通時間都要超過兩個鐘頭。還好我現在是自由人，沒有時間壓力，可以慢慢來。

雖然第一天啟動獨行模式就碰到搭錯車和水壺漏水弄溼褲子的尷尬，但**我之所以啟動獨行模式，是不希望因為罹癌而失去什麼東西。我想本來怎麼生活的，現在就怎麼生活**。因為如果不是可以維持本來的生活模式，恐怕會逐漸失去很多好玩的機會，譬如說走路快到醫院時看到公園裡一群年長者穿著汗衫和短褲在跳交際舞，離開醫院要走路去捷運站時看到有店家打出「一輩子來店消費買一送一」的阿莎力。至於搭錯車和水壺漏水弄溼褲子的尷尬，根本不是問題，因為明天不可能又搭錯車或水壺又漏水。雖然交通上會花很多時間，但特別是走路或搭公車，那一段時間通常也是我感覺不會受到打擾的思考時間。

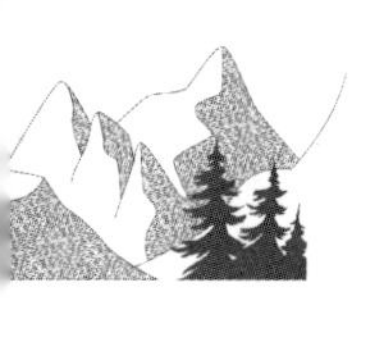

02.23
星期五

放療05

回家看海

已經在高雄住了一個星期，也已經做完第一週的放療。這幾天的時間裡，我們一直在摸索放療日子的新環境和新節奏。當中事情一件接著一件轉動過去，讓現在的我們感覺好像已經度過漫長的一段時間，也有點想要停下來喘一口氣。

早上起床後心裡冒出一個念頭：回台東家裡看看。在異地的高雄忙碌了一整個星期，好像回自己家是一件可以撫慰心情的事情，而且回台東家還可以再載一些生活要用的東西過來，特別是上次沒有帶過來的運動用品壺鈴。

今天運氣不錯，我前一號的病友被交通延誤，還沒來報到，所以我提早了四十分鐘就進去治療室。做完放療，火速前往更衣室。放療師看到我的快動作，問我是不是趕時間，我說我想回台東。或許台東對一般人而言是一個很遠的地方，放療師似乎有些好奇的問我說：「真的？」我點點頭，心裡有些雀躍，當然是真的。於是在便利商店買好了飯糰、優格、茶葉蛋和咖啡之後，我們出發走中正路，車子往高速公路的方向開去。

在都會區住了一個星期，現在回家就會有一點要從城市解脫的感覺。說來也是很矛盾的事情，我們不時會想到一個問題：到底我們的情緒是想要從安靜走到熱鬧，或是想要從熱鬧走到安靜？

記得當初從屏東偏僻的內埔搬家到台東，開車進入台東市大同路的市區以後，看到街道上聚集五花八門的商店，以及一條中華路上就有十多家銀行的插旗時，我有些興奮的告訴伊娜，我們終於來到大都市了。然而在台東市住了幾年之後，每當要覓食的時候就會感覺到，台東市好像也不是大都市，要像台北或高雄，或至少也要像花蓮那樣才是。從此以後，我們三不五時就要到真正的大都市去玩幾天。但是通常在大都市住了一天之後，即使是走在台北市東區幾條對行人相對友善的大馬路上，從一大清早開始，汽、機車奔馳的噪音擾動讓人感覺好像掉進一個沒有盡頭的浮動不安的世界裡，甚至讓人心慌。於是我們又想要回到安靜的地方。

其實不是我們不喜歡都會區，至少都會區會有更多硬體性的生活資源。雖然我已

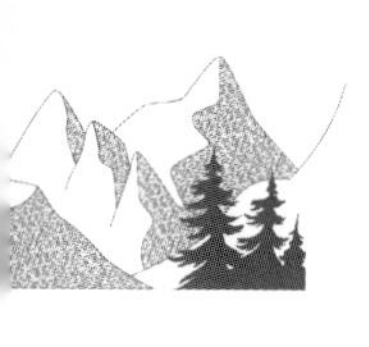

經在台北住了一輩子，理論上不只是在認知上，而是在細胞感覺上也對這地方熟悉得像看著自己身上的一隻手或一隻腳。但是很奇怪的，短暫回到台北的時候還是會有新鮮的感覺，總會喜歡去吃點什麼好吃的，去看點什麼好看的，去買點什麼好買的，像是我每次上台北，都必然要去台大對面巷內的素食自助餐報到。自助餐菜色樣樣讓人食指大動，特別是春捲和蘿蔔糕。讓人不敢相信的是，比起台東餐飲，這位在都會區精華地段的自助餐價格平實許多，或許是因為經濟規模因素所使然。

都會區不只滿足物質慾望的硬體資源豐富，就連精神層次的軟體資源也豐富。有一次我搭火車到台北，抵達時大約是中午十二點。吃過中飯後，距離下午三點鐘的商旅入住還有一段時間，於是只能在附近走走。走到歷史博物館，看到館內除了例行展覽外，還有特殊專題展覽，於是就更靠近看看。這一看我看到重點了：滿六十五歲者免費入場。我看看我自己，滿六十五歲已經滿很久了，當然就要進去看看，更不用說還可以增長人文素養。只不過當我坐下來看幻燈片，不知道過了五分鐘還是十分鐘，眼睛閉起來就忘記人文素養了。幻燈片結束的時候，我跟著醒了，眼睛也亮起來了。這感覺真的很愉快，也感謝能有這樣的城市之旅。

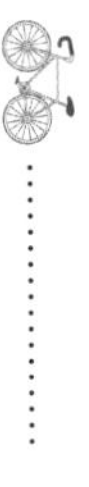

台灣社會生活的致命傷，應該是交通文化。人們長年以來對於交通這件事想當然耳的選擇就是汽車或機車，政府機關的公共道路概念相對應的也沒有具備實際生活意義的腳踏車道或人行道。當我必須在高雄市區開車的時候，都會想到《我是一個媽媽，我需要柏金包！》（*Primates of Park Avenue: A Memoir*）這本書作者所描述紐約上東區的馬路情景：「紐約到處是神風特攻隊般的計程車司機。車水馬龍的街上，喇叭按個不停，擁擠的人潮行色匆匆，修路的電鑽不時突然出現在眼前……市中心對我的兒子來說似乎不宜居住，甚至稱得上危機四伏。」所以作者的總結就是一句話：「我實在不太想踏出家門。」

我想這應該就是台灣絕大部分都會區或根本也是非都會區的景象，譬如上下班時間的澄清路，路上駕駛人個個都是神風特攻隊，否則會來不及卡位進入自己想要過去的線道。**我在這裡發覺自己已經不適宜再開車，一來是現在的年紀讓我不再眼明手快，不過更重要的應該是因為，不喜歡自己在天天一小時的繃緊神經當中，逐漸養成**

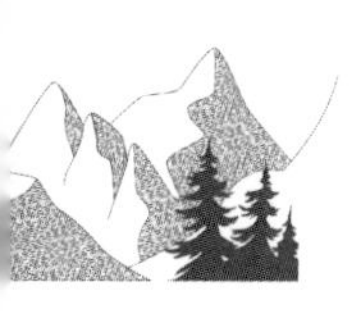

焦慮的習慣，以至於在心理上烙印出一種半永恆的焦慮人生光影。

從高雄開車回台東的家，最辛苦的就是開在高雄地區的路段，包括市區道路、高速公路和八八快速道路都是。直到離開八八快速道路以後，情況才稍微好一點。不過要能輕鬆一些開車，應該是在枋山以南。尤其是天氣熱的時候，到了枋山一帶就可以看到藍色的大海。接著車行繼續南下，過了枋山就要慢慢進入穿山路段，直到出了南迴高架道路，過了大武，台東藍開始清楚進入你的視野。

如果你仔細看，太平洋這邊的台東藍和台灣海峽那邊的枋山藍是不太一樣的。雖然太平洋沿岸的海深遠遠超過台灣海峽沿岸的海深，但或許是受到陽光照射角度的影響，枋山的海水藍更藍於台東藍。至於最藍的地方，當屬貓鼻頭。不過台東藍的顏色比較亮，有一點像是土耳其藍，而最大的特色應該是台東藍常常會藍出不同的層次。特別是到了瀧溪一帶，陽光底下的台東藍會從天空一層一層的藍到海洋，又從海洋一層一層的藍到天空。在這一整片藍色的世界裡，唯一不安分的是近海處一條又一條滾動而來的白色浪花。

車行東海岸，隨著台九線公路蜿蜒的高低起伏，有時來到角度斜斜面對太平洋的長下坡，你會感覺你就要直接衝入大海。你彷彿變成一隻頑皮的海豚，想要鑽進海洋底層去探索躲藏在世界深處幾億年來的訊息。在某一些特殊的時分，雖然天色還是明亮，你卻看到半透明的月亮掛在海洋的上空。此時車子來到角度斜斜面對太平洋的長上坡，你會以為你眼前的道路並不通往你家，而是通往月亮。然而你畢竟是現實裡的你，回神過來時，就會知道你終究還是會離開此時此地。現實裡的你，車子不是往上班的地方開，就是往家裡開。

傍晚時回到家，一進門就發覺，才隔了一個多星期，院子裡的草又長長了。莫非這「漫長的一段時間」不只是我主觀上的感受，而是一個客觀上的事實？我到樓上露臺去看看，馬上跳到眼前的就是綠島。由於現在的陽光並沒有那麼強，不會有曝光，所以隱隱約約還可以看到綠島上一整排白色房子的輪廓。我們去過一次綠島，感覺綠島特別是在靠碼頭的商業區顯得有些雜亂，但現在遠看看不到雜亂，只見一排白色的房子平鋪在海島上，感覺反而生動。

下了樓再到後面果園巡視了一下，看到今年的芒果樹到現在還不開花，應該今年是沒有芒果可以收成了。不過這樣也不錯，因為去年兩棵小芒果樹一共長出八十幾顆

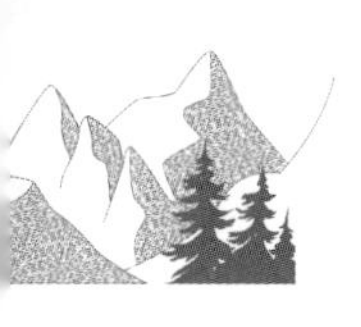

又香又甜的愛文芒果，今年應該讓它們休息一下。

這兩個月要做放療，難得可以回台東家裡一趟。我們計畫明天一早起來就去森林公園運動，按照慣例健走七公里，然後再去「有時散步」吃早餐，看看會不會又碰到經常在早餐店出現的那隻柴犬。

按計畫是後天又要去高雄。對於奔馳在南迴公路上的駕駛人而言，大致上從西部往東部開車的時候心情都會比較輕鬆，因為那通常就是度假或回家的方向。但是東部往西部開車的時候，心情都會比較收斂一點，因為那通常不是結束了度假時光，就是要去都會區上工。**我下星期一又必須到醫院報到，開始做下週的放療，也算是一種上工，但那是隔兩天後才會到來的事。今天白天看了海，夜裡如果時間對了，躺在床上還可以直直看到一顆十足閃亮的星星。還好今天有想到要回家看海。**

02.26
星期一

放療 06

尋找天下第一刀

今天做第六次的放療。伊娜因為早上有事要到三多路，所以順道開車先把我送到醫院等放療。但我到醫院的時候實在太早了，於是先到地下室的美食街點了一杯咖啡和蛋糕，想要坐下來看看小說。咖啡沒喝幾口，我偷聽到旁邊桌坐了一對夫妻和另外一位女士，他們在聊要掛哪位開刀醫師的門診號的問題。最後那對夫妻好像聽了女士（根據她先生的經驗）建議的一位「厲害」的醫師，心情才稍微放鬆下來。

我想起很久以前在T大醫院看眼科，在檢驗室做檢查時檢驗師問我：「你是哪一位醫師開的白內障手術？」我回答說是某某醫師，結果檢驗師說了一句話：「噢，那是天下第一刀！」我覺得很有趣，原來他們大醫院裡名醫濟濟，卻還是有所謂的天下第一刀。我很想問檢驗師，你們的天下第二刀是誰？當然我也知道不用問，因為人只會對誰是天下第一刀的問題有興趣，不會對誰是天下第二刀的問題有興趣。

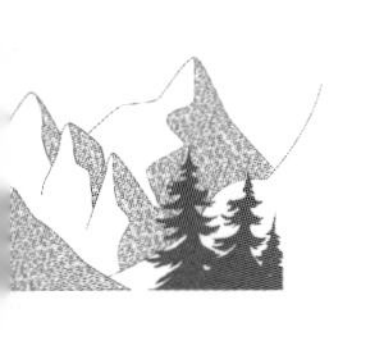

不過大醫院裡種種諸如此類的傳聞應該不是全然空穴來風，因為我們在一系列類似《白色巨塔》或《派遣女醫X》的連續劇當中，所看到的不也就是巨塔裡的巨頭們為了排名或地位問題爭得你死我活？事實上，**只要病患在人性上擺脫不了有天下第一刀的想法，那麼醫界的醫師們跟著在乎起天下第一刀的名位也不是奇怪的事情**。更何況，如果天下第一刀的名位是催促醫術精進的動力，那也不一定有什麼不好。不過客觀上比較困難的問題應該是：所謂天下第一刀是要怎麼去評比出來？

就我經驗所知，病患對於醫師自有病患的評比標準，最簡單的標準可能是資深不資深。但如果不論資歷，問題可能就比較複雜，譬如早年的膝關節置換手術，病患間對醫師最簡單的評比標準是，手術後隔幾天可以下床走路？至於其他各種類型的手術，經常被拿來做為評比標準的是：幾天可以出院？幾天可以拆除身上的管線？或是（例如拇趾外翻手術）幾天可以移除鋼釘？當然也有其他的評比方式，例如一樣使用達文西手臂，醫師使用的是一隻手臂、兩隻手臂，或是同時使用四隻手臂？

心思細的人應該會發覺，種種評比方式不見得都會客觀。從病患的角度，固然自己動了膝關節置換手術後很快就可以下床走路，或是住院短短幾天後就可以出院，是一件讓人高興的事情。但每一個病患的身體條件或術後的照護配合情況不一樣，所以如果不是有大量的數據可以做依據，也很難說這就是醫術好或不好的指標。更別說可能也會有病患在術後留下了一些後遺症，或者很久以後才發現當年醫師手術時的某些疏忽。

儘管如此，畢竟病患的情緒本身就是一種人性的流露，特別是身體病痛的感覺是如此真實，要求病患冷靜看待醫術高下的問題顯然不容易。既然如此，在市場經濟底下生存的醫學界要冷靜看待排名問題，當然也不容易。只不過令人好奇的是，如果醫師本身無法冷靜看待自己的排名問題，那是要怎樣？也和病患一樣，相互比較拆除管線的天數、出院的天數，或是比較達文西手術時使用的是幾隻手臂？

《黑色止血鉗》劇中有很多場景是敘述傳統手術和機器人手臂之間的競爭關係。劇情一開始聚焦在渡海醫師神奇的醫術。所謂神奇醫術指的是傳統手術的醫術，而不是使用機器人手臂的醫術，因為機器人手臂的先天意義就被定位成是讓普通醫師也可以像神醫一般開刀。換句話說，使用機器人手臂進行手術時，神奇的是機器人手臂，而不再是醫師。不過劇情最後的發展是，關於要不要使用機器人手臂的問題，問題根

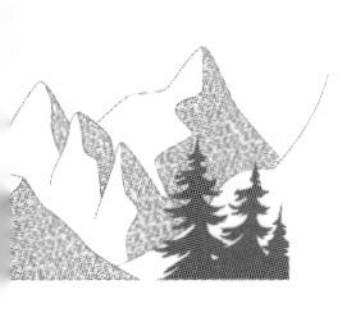

本不在於一定要或不要使用機器人手臂，而是在以病患最大利益為中心的考量。而且事實上，渡海醫師厲害的地方就在於，正因為他是傳統手術的神醫，因此他也才是使用機器人手臂的神醫。

顯然醫療能力高下的評比，並不是靠著一些形式上的東西就可以做論斷的。為了維護醫療科學的專業性，醫療科學領域也有論文影響力一類的評比標準，不過（姑且不論這些評比方式也存在人為操控的可能性）這些東西對一般病患而言，大概也屬於一個陌生的領域。

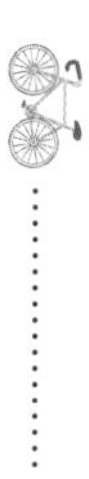

聽完隔壁桌先生女士的聊天，我回到我的現實問題。我大約三年前就開過刀，現在已經沒有誰是天下第一刀的問題。對我而言，這幾年來類似的問題，可能在於所謂大醫院（比較厲害）和小醫院（比較不厲害）差距的問題。具體來說，雖然做了一個多星期的放療，我似乎有一點習慣於這樣的生活節奏，但我是從台東越過中央山脈的尾端到西部都會區來做這一趟的療程。如果我不需要跑這麼遠的路來做醫療，是不是就可以省去類似搬家、安頓和反覆舟車的大費周章，甚至我還可以想像每一天做完放療後，開五分鐘車子就可以到海邊喝咖啡看海？現在必須暫時居住在離家五百里的地方，莫非這就是當初搬家到台東時，朋友告訴我的要考慮醫療資源城鄉差距的問題？

基本上會影響醫療資源分布的主要因素可能是經濟規模。人口少的地方對於醫療服務的需求量減少，可能帶來的總消費金額也減少。但另一方面，今天的醫療資源無論是尖端設備的設置或是醫療人力的供應都需要驚人的資金，因此人口少的地方整體醫療資源相對缺乏應該是自然的現象。問題是，所謂醫療資源缺乏是有多缺乏？如果以台東病患的一般需求而言，其實並沒有所謂醫療資源缺乏的問題，因為不管是什麼問題，醫院裡基本上都會有對應的科別可以掛號，當中也有許多「名醫」基於醫者的熱忱到後山來服務人群。最主要是因為全國醫療體系網的建立，醫院與醫院之間有相互支援的機制，以及醫院與醫院之間的轉診制度。我自己這一次的放射療程也是在台東的醫院經過一段時間的追蹤之後才轉診到西部的醫院，因此我覺得我自己在醫療這件事上面是受到很好的照顧。

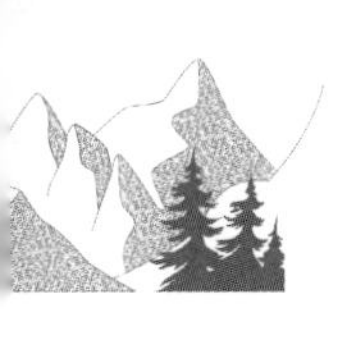

新冠疫情肆虐已經好幾年了，疫情緩和後我也確診過一次。在發覺自己好像有感冒症狀的隔一天晚上，伊娜陪我一起到東基醫院看胸腔內科。到了門診室，外頭等待的病患不多，所以我們隔了大約十五分鐘就進門診室看診。醫師問了我一些狀況，安排了快篩，然後要我們在門診室外面等候。我們等了一會兒，後面大約三、四個候診病人也都看完了，就只剩下我和伊娜坐在外面等。大約過了半小時，門診室裡的燈還是亮著，但不見裡頭有任何聲響，也不見有任何人進出，甚至隔壁幾個門診室的病患也都清空了。我們很納悶，不知道現在到底是什麼情形，是醫師忘記我們的存在，正在做他自己的事情嗎？然而大約又過了十分鐘，護理師出來叫我們進去診間。醫師告訴我，說我不是流感，而是新冠確診。醫師接著又說，因為我是癌症患者，所以他必須查我先前的病歷，把我過去一段時間的治療用藥找出來，然後一個一個確認是不是在投藥對抗新冠肺炎上有什麼禁忌。我們聽了醫師的說明以後都很感動。在這樣的夜晚，連醫院裡的清潔人員都已經要收班了，但是醫師一個人不聲不響的坐在診間裡花了這麼多時間讀我的資料，然後才放心的給我開藥。我要怎麼說呢？除了感恩，還能說我的醫療資源不足嗎？

到高雄跨區就醫，對我而言的實際問題就只有居住問題。這一次的放射療程，我一週有五天必須到醫院報到，所以必須連續兩個月居住在高雄，但這畢竟是特殊情況。而且就我這一次必須跨區到高雄就醫這一點而言，因為家裡姊妹有房子可以借我們暫住，所以其實也不是問題。反而自從退休離開都會區後已經有九年的時間，現在又有機會搬到都會區住兩個月，感覺好像是又溫習了久違的都會生活。**至於誰是天下第一刀的問題，從我跨過疫情期間的癌症處理經驗來看，其實是緣分問題。**

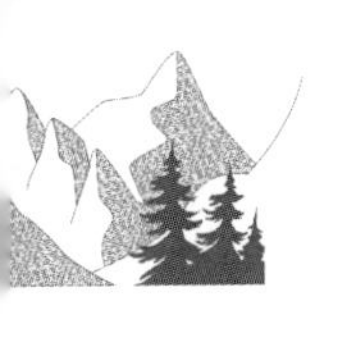

02.27
星期二

放療07

饅頭與樂章

一如預期，到現在為止還沒有感受到放療的副作用，因此日子好像過得很平常，反正是天天到醫院報到就對了。這樣的規律好像以前當兵時上成功嶺受訓八週的感覺，甚至連期間長度都一樣。對於當兵，每一個人都會說那是數饅頭的日子。所謂數饅頭，從具象的角度來說，固然指的是軍隊裡早餐固定不變的會吃到一顆大饅頭，而抽象角度指的是新兵們心情上的感受，就是一天數一顆饅頭，數完全部天數的饅頭就可以回家了。這樣的心情似乎同時透露出一些心理的事實，那就是此刻的意義只在於等待時間過去。

如果說此刻的意義只在於等待時間過去，那麼我們會碰到一個嚴肅的問題：等待也算是一種意義？所謂意義是針對人所做的事情在講的，譬如我們只可能問，張三徒步環島的意義是什麼？但我們不可能問，張三左腳掌比右腳掌長的意義是什麼？至於等待，人停留在類似止息的狀態，依然在運作的只有外在的宇宙，那麼除非是因為工作累了或是生病了，身體正好需要休息，否則人今天的存在好像就沒有意義了。因此在等待的日子裡完全聚焦於數饅頭這件事，似乎並不聰明，因為不管是不是數饅頭，今天有今天生活的品質問題，就好像學生在等待暑假即將到來的日子裡，有人心中只剩下墾丁衝浪的幻想，但也有人是先面對下週的期終考試再說。

從放療的第一天開始，我就也開始有某種意義的數饅頭的感覺。因為不管你是用什麼樣的心情來看待眼前這件事，眼前這件事就是要在固定模式下進行下去。這個固定模式其實已經寫在醫院發給病患的一本黃色外皮的放射線治療手冊裡。打開手冊，裡面除了一些基本注意事項，最醒目的應該是放射線治療紀錄的幾個頁面，上頭已經清清楚楚的在預計進行三十二次放療的格位上蓋好註記章，甚至醫師也註記好，哪一天開始進行 Plan 2，哪一天開始進行 Plan 3。之後每做完一天的放療，放療師就會在新的欄位填上日期並蓋上放療戳記，因此做完當天的放療時，為了避免登載有錯誤，我自然而然會去檢查一下放療紀錄，同時數一數剩下的次數，就和當兵時的數饅頭一樣。

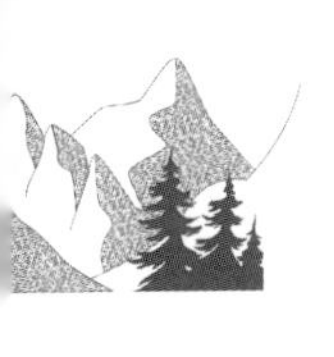

對於進行放射療程的癌友而言，既然日子總是要一天一天的過，每一天都會碰到的具體問題是：除了放療之外，日子要怎麼過？當然，每一個癌友做放療的情況不一，如果情況不好的話，真的沒有體力去做其他事情，或也很難有心情去做其他事情。但無論如何，只要日子還是要過下去，自然還是有日子怎麼過的問題。即使情況不好，真的沒有體力去做其他事情，也是有心情怎麼過的問題。這問題的重要性在於怎麼讓生活可以過得快樂一點。即使要說是數饅頭，也讓數饅頭數得快一點。除此之外，**此時積極態度最重要的意義是，盡量用和以往生活一樣的方式（或心情）過日子，那是在態度上拒絕接受癌症的挾持，也是面對癌症時自我支撐的方法**。

⋯⋯⋯⋯⋯

在做放療的這段時間裡，還可以做些什麼事情來表示我在「拒絕癌症挾持」這件事情上的努力？當然我會繼續生活當中本來就在做的事情，譬如繼續做重訓、繼續健走、繼續閱讀等等。不過對此刻的我而言，既然這些事情是本來不必多花力氣就可以繼續做下去的事情，那麼這些事情似乎是稀鬆平常，而不是一種夠有力和夠清楚的表態。

於是我想到了一件事：從去年確認癌症復發以來，不管是因為忙碌或是因為懶散，我就沒有再彈鋼琴了。既然現在必須在這裡數兩個月的饅頭，那麼何不給這兩個月的時間一個任務，練彈一首新曲？對一個沒有音樂細胞的人而言，這件事的確是要花比較多的心力才能完成，所以我覺得這主意不錯。

現在要開始選曲，我想到了兩首曲子，第一首是〈印度之歌〉。大約是一年前，我們幾個朋友一起到屏東一位朋友家玩。朋友喜歡音樂，吃過中飯後上來的精神饗宴，是從音響組合緩緩傳送出來的樂章。聽著聽著，某一秒間我好像是被人家猛力推了一下，原來是聽到了熟悉的〈印度之歌〉。其實直到今天為止，如果說一個人在這世界上只能聽一首曲子，那麼我會選〈印度之歌〉，但我已經完全忘記上次聽這首曲子是在什麼時候。

音樂人說，〈印度之歌〉作曲大量出現的半音階自然給人產生大海柔波推動時輕輕搖晃的感覺，但我沒有聽出大海柔波的推動，只是純粹感受到旋律深沉而撫慰人

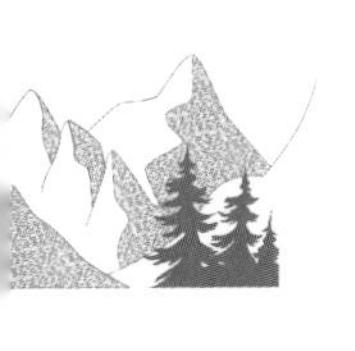

心。既然說是撫慰人心，顯然人心是經歷艱難人生之後的人心，而〈印度之歌〉所傳送的就是惦記起人間雖然哀傷卻也美麗時的愉悅。從此以後，我習慣用這首曲子深沉、夢幻與平靜的愉悅來標記這世界上一切美麗的情境。

在〈印度之歌〉裡，溫柔與安靜固然是印度商人對藍色大海的讚歎，但也是印度商人對故鄉印度夢幻般的回憶，因此聽到的人心中應該會有很大的疑惑。我沒有去過印度，但從我所知道關於印度的故事，基本上的描述不會相差太多。在那裡，你走到河邊時不經意就會看到漂流的浮屍，你走在路上時不經意就會看到路邊或街角躺著人，但不知道躺著的人是度過今天的艱辛而疲倦睡著的人，還是受盡此生折磨而終於死去的人。觀光客去那裡看到窮人度日所吃的東西，即使自己坐在大飯店的餐廳裡也吃不下飯。那麼何以在一個讓人窮困受苦的國度裡，會透析出〈印度之歌〉所詠歎的夢幻，好像這片土地上遍布金銀與財寶、空氣中充滿平靜與花香？我想，這或許是印度哲學的想法：**對於人生艱難，人最後的一條路就是選擇放走痛苦**。

我想到的另外一首曲子是谷村新司的〈昴すばる〉。谷村新司這首歌一開始引起我注意的，其實是歌詞當中好像一直出現我以前開的神車SUBARU這個字，不過我後來之所以對於這首曲子有感，當然並不是因為神車的關係，而是因為曲子本身的餘韻。〈昴すばる〉這首曲子幾十年來被無數有名的歌手翻唱過，但大部分的翻唱都變得輕浮，甚至庸俗，好像唱的完全是另外一首歌。聽過各種版本之後，我覺得唱來最能夠清楚傳達原曲心情的有兩個人：美空雲雀和作曲者谷村新司本人。如果要再分第一名和第二名，美空雲雀唱的應該是第一名。

我最後決定開始練彈谷村新司的〈昴すばる〉，因為手邊已經有做放療之前先上台北買好的琴譜。至於〈印度之歌〉，就稍後再練。其實不管是哪一首曲子，如果曲子不難，練新曲是很有趣的事情。練一首新曲最快樂的階段就在於一開始看著樂譜，試試看用什麼樣的指法可以讓樂譜滑順的轉變出耳朵先前已經熟悉的旋律，好像那是沿著一條神祕的路徑到洞穴裡找到傳說中的珍珠。

今天做完放療就直接回鳥松家，因為伊娜的大妹和窗簾師傅約好下午一起過來別墅這邊討論換新窗簾的事情。他們討論了一個多小時，等窗簾師傅離開後，大妹問我們，住在這裡還有沒有需要補充什麼東西，然後又提醒我們一些鍋碗瓢盆放在什麼地方、零食和營養補品放在什麼地方的事情，好像深恐我們不會自己照顧自己。殊不知

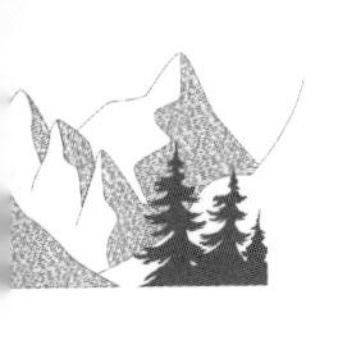

在超大冰箱裡堆了滿滿的牛排和海鮮，我們還會有什麼是不會自己照顧自己的？

對於大妹在這兩個月裡盛情的支援，我們也不知道要如何回報。雖然說回報都是多餘，我還是忽然想到，就告訴大妹說，我會利用住在這裡的兩個月時間裡練習彈谷村新司的〈昴すばる〉，兩個月後要離開這裡的時候，我彈這首曲子給大家聽。

02.29
星期四

放療08

如果不是疫情攪局

昨天是國定假日，所以原本應該是昨天的門診和放療也改到今天。今天門診時醫師問我感覺如何，我說一切都很好。我覺得醫師不用問也已經知道我的情況，因為醫師在一個多星期前已經說過，如果有副作用，大概也是開始做放療兩個星期以後的事。其實當醫師一開始這麼說的時候，我有一點驚奇，難道放療副作用的時間點也會是按照「排程」出現？當然說起來這也算是好消息，因為既然副作用是兩個星期以後才會出現的事情，那麼我至少心裡有譜，可以安排好開始兩週內放肆的吃喝玩樂。對於兩週以後可能要面對的副作用，也已經先有一個心理準備。

然而另一方面，經過幾年和癌症接觸的經驗，我覺得當我們人面對癌細胞的時候，不知道的事情實在太多了，多到我們可能連眼前情況如何都難以確定。過去幾年來我已經習慣了最慢每三個月一次的追蹤過程，每次的門診都在等待醫師報告最新檢

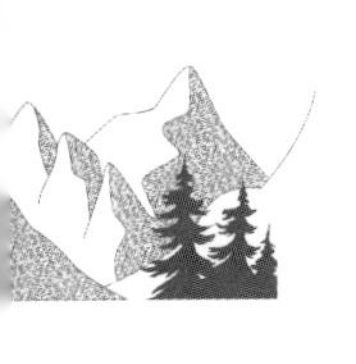

驗出來的數據。新的數據可能上去一點點，少數幾次可能下降一點點。有人形容說，等待醫師的檢驗數據報告就好像在等待宣判，但我覺得門診追蹤久了以後，心裡對數字的反應已經有些麻木。

儘管如此，醫學資訊告訴我，雖然這些數字就只是數字，但它所代表的意義絕對不會像是便利商店一次買兩罐飲料時打九折或打八折的抽獎遊戲一般，只是小小好玩一下而已。我想起不久前讀過的《疫亂情迷56天》（*56 Days*）那本小說，小說中的故事情節其實在看完書後隔一天就已經被我忘光光，但當中有句話真的是把道理都講清楚了：「人們都以為，會決定人生軌跡的決定都是重大決定，像是求婚、搬家、應徵工作。但她知道，真正決定人生軌跡的是小小的決定，小小的時刻。就像這一刻。」小說裡所說的「這一刻」，指的就只是女主角在超市外要如何回應男生的搭訕。

我退休前一直都住在台北，所以癌症的追蹤處理也是在台北。我是在T大醫院確診攝護腺癌，也在T大醫院安排了開刀手術的日期。不過大約就在開刀日的前兩天，醫院忽然來電通知，台灣北部地區爆發嚴重的新冠疫情，因此醫院必須配合政府政策進行能量降載；換句話說，必須保留大部分醫療能量準備用來應對大量的新冠病患處理。除了緊急醫療以外，醫院排定的手術都被喊停。就這樣，已經為我排定的手術也被暫停了。醫院表示接下去會根據疫情發展狀況，再安排和通知進行手術。接到電話，我很簡單的想了一下，反正這也沒辦法，只能如此了。但另一方面，我們心中其實都有一些不安。

在T大醫院為我排定手術之前，我的PSA指數已經將近六十，而且持續快速上升。醫師告訴我，從既有的檢查和一切影像資料來看，他沒有辦法確切說我的癌症已經到了第幾期。醫師很簡單的說了兩種可能性，一種是癌細胞還沒有從攝護腺擴散出去，那是第二期；如果癌細胞已經擴散出去，那就是第四期。

我想，或許我的情況在醫院的評估裡頭還不算緊急，所以手術可以臨陣叫停。這麼說來，臨陣叫停手術似乎是一個好消息。但再回頭想一下，我這時候身上的癌細胞應該不會是溫文有禮貌的東西。有誰敢說二期和四期的距離會在時間的哪一秒鐘被跨越過去？雖然醫院說會根據疫情發展情況再安排手術的進行，但就在疫情瞬間爆發開來的時候，有誰知道疫情要多久以後才會緩和下來？是一個星期、一個月、半年，或一年？那麼癌細胞也會在這段不知多久的時間內休兵嗎？想到這裡，我們馬上決定試

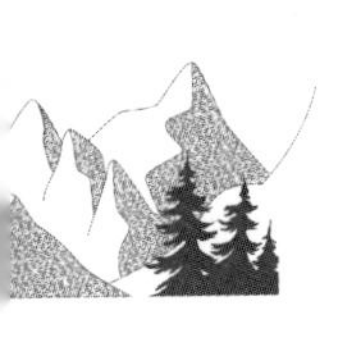

試看，有沒有轉院到南部醫院開刀的可能性，因為當時南部疫情發展的腳步比北部稍微慢一點。結果我順利轉到南部的醫院，隔了大約一週就進行了手術。

手術過去兩年多以後，醫師告訴我說癌症復發。當然所謂癌症復發這件事，不能說就是原來的手術沒有手術乾淨，因為不管醫療科技如何進步，即使是實體腫瘤也不見得是今日的醫療科技都可以偵測得出來的。按照我曾經讀到的資訊，即使是最小的（今日醫療科技可以偵測出來的）腫瘤，它的組成也有幾億個癌細胞，而其中只要有一個癌細胞跑出去了，就是癌細胞跑出去了。所以沒有人知道，後來的所謂癌症復發是怎麼復發的。剩下的想像，都只是想像而已，例如在我因為疫情關係而延遲開刀的一個多星期，我曾經想像過一個問題：癌細胞在這一個多星期的時間裡會發生什麼事情？只不過沒有人真的會知道發生了什麼事情。再做一個假設，如果當初不是轉診到其他醫院進行手術，而是如同原診醫院所說的，等疫情穩定以後再安排手術，那麼應該也沒有人會知道，結果會是如何，會是好一些或不好一些。

我經常想一個問題，人可以對這世界了解多少？果真是像多數人所以為的，科學家好像已經看清楚了這世界的大部分，而世界就像我們所理解的這樣在運行著？其實，如果就人類面對癌細胞的移轉、擴張這回事來看，人類似乎沒有辦法看清楚或想清楚，癌細胞是怎樣在跑的，也沒辦法說癌細胞在一個多星期之間會或不會發生什麼事情，或者說再接下去一個月會或不會發生什麼事情。不只是疫情，也不只是癌細胞，應該說世界很複雜，複雜到沒有人知道，一片落葉掉到不同的角落會有什麼樣不同的蝴蝶效應。關於癌細胞因為新冠疫情的關係，在延後開刀之間發生了什麼事情，或者會發生什麼事情的問題，可能多數人的聯想是癌細胞會增生、會移轉。但其實，理論上癌細胞也可能不增生、不移轉，甚至可能莫名其妙的隨風而逝。

新冠疫情讓我回想起幾十年前的SARS疫情。SARS疫情算是我們所知道台灣社會第一次碰到大規模的疫情，所以雖然它的規模不如這次的新冠疫情，但是當時對台灣社會的確造成一個陌生的震撼。其中和平醫院內部的群聚感染，帶來前所未有的死亡陰影，特別是對身置險境的護理人員而言更是如此。至於對一般人的影響，大致上

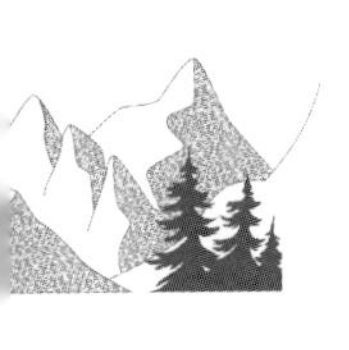

情況還好。

以我們身在校園的學術工作者而言，最大的影響是很多所謂學術活動必須叫停。其實許多的所謂學術活動在當時的學術環境裡頭是很重要的，因為它的累積點數會影響學術評鑑，而學術評鑑成績會影響經費分配。只是我不知道，到底SARS疫情導致許多學術活動叫停，要說是疫情帶來的正效應還是負效應？對於這問題，當然各大學對決定經費分配的事情不可能輕鬆以對，但是當一大堆目的只在爭取經費的學術活動暫停的時候，行政單位可以不再做表面工作，而研究者終於可以定下心來好好做研究，我才驚覺，種種形式上的學術活動浪費了研究者多少時間，以及浪費了社會多少資源。因此如果要說SARS疫情給人帶來的都是負效應，應該也不盡然。SARS疫情甚至可能給人帶來重大的正效應。

這世界上的事情，什麼樣的因會帶來什麼樣的果，或是什麼樣的果來自於什麼樣的因，往往很難事先被預言清楚，也很難事後被追究清楚。因此對於這世界上的每一件事情，你要說它是好事還是壞事，也往往是羅生門的事。對於一些你根本不可能再去計算清楚的事情，譬如說，如果當時沒有疫情攪局，如果當時更早一點或更晚一點動手術，或如果當時在哪一家醫院動手術等等的問題，再花力氣去思考，都只是自找麻煩而已。

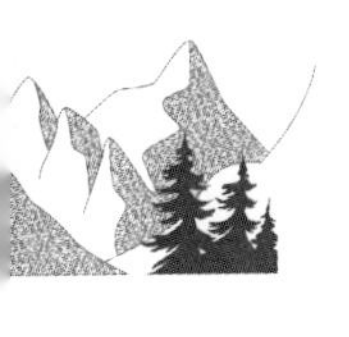

03.01
星期五

放療 09

落山風之吹風看海地

放射療程的第二個週末，我們計畫去墾丁。本來的計畫是明天星期六才去墾丁，但是今天早上已經有一點按捺不住的感覺，於是立刻打電話到枋寮火車站前的飯店探詢住房訊息。聽到飯店回覆還有空房，就當場訂好今天的住房。中午放療結束，我們帶了簡單的餐飲，就一路輪流開車往南方前進。到了枋寮，住進兩、三年前在鬧區新開的飯店。雖然不是星級飯店，但我們很喜歡住在這裡，一來是因為可以在頂樓的無邊際泳池游泳，二來是因為早餐常常有我們喜歡的烘蛋。

辦好入住手續後，第一件事就是上頂樓游泳。飯店的無邊際泳池不是很大，但只有我一個人獨享，可以游得很愉快。雖然池畔不時還有其他住宿旅客活動，不過絕大多數本地觀光客到飯店泳池只是為了穿泳衣、擺姿勢、拍照。姿勢擺了很久，拍照也拍了很久，儀式做完後就收工了。當然我完全不反對他們純粹擺拍，因為這樣我才可以一個人獨游。雖然說是獨游，其實游的時候還是有其他動物也來玩水。那是一群燕子不斷高速來回盤旋，接近泳池時就俯衝掠過水面，輕輕點水而去，好像是在解渴，也好像是在嬉戲。我游了一陣子，停下來時看著一群燕子上上下下、來來去去，感覺起來比人類擺拍真實，也優雅多了。

游過泳也盥洗完後，到飯店所推薦的對面巷弄內一家無菜單料理吃晚餐。一個人五百元的無菜單料理算是實在，只不過上來的菜正好不太適合我目前的飲食控制需求，所以我們簡單吃了一些後，又到便利商店吃了三角飯糰和優格。走出便利商店，天色也慢慢暗了，順路散步到離火車站三、四百公尺遠的一家老牌冰品店。冰品店老闆是我們認識了大約十年之久的一對夫妻，店裡賣的剉冰和豆花，一切配料都是他們夫妻兩個人親手熬煮出來。我們每一次經過枋寮必定會來報到。雖然我和伊娜現在都不宜多吃甜食，但就請老闆特製微微糖的豆花就好了。一邊吃豆花，一邊和老闆相問近況如何。老闆娘喜歡講她新研發的果乾和製作薑蜜的事情，老闆則喜歡講他們幾個孩子工作發展的情形，但講來講去，最後都是以互相叮嚀保重身體做結尾。聊完天，我們慢慢走回飯店，因為明天還有重頭戲。

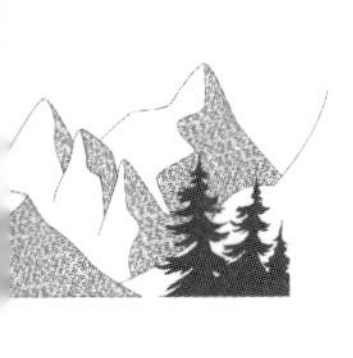

第二天早餐果然吃到我們喜歡的烘蛋。飯店的廚師很厲害，可以做出如此有層次、厚重又含有水分和鍋香的烘蛋，而且上層和底層沒有一點焦黑。我又拿了一碗玉米濃湯，再到沙拉區拿一大瓢玉米粒加進去，這是我特製的有味有料的獨門玉米濃湯。稍微可惜的是，在這明亮又有綠意的餐廳裡有團客大聲講話，而且講了十幾分鐘的話都是在批評某某人，說某某人上個星期和大家一起去唱歌的時候很不上道，點歌的時候一直只點自己喜歡唱的歌。

從枋寮的飯店退房後，我們正式往墾丁出發。車子開到海口一個標示著「落山風之吹風看海地」的地方，我們開進停車場停車，想看看這裡的美術館裡面有什麼展覽可以看。走近美術館，看來是在布展四月裡將要開始的日本雕刻藝術家一系列貓與狗的作品展，相信到時候一定會吸引許多追逐「可愛」的年輕人搶拍。不過吸引我注意力的不是可愛小貓小狗的藝術概念，而是美術館外標示著「落山風之吹風看海地」的立牌。立牌上除了歪歪斜斜的「落山風」幾個字（意思應該是字體被落山風吹歪了），背景是一大片不同角度的幾百個略成條狀的小孔洞。那些小孔洞看起來像是漩渦亮出的微光，又像深海巨群小魚的快閃洄游。

離開美術館，我們從海口開始不再走通往墾丁的省道，而是改走通往萬里桐的海岸公路。走海岸公路雖然要多花一點時間，但車輛稀少又景色優美，特別是到了萬里桐的Y飯店，離飯店不遠的轉角處，聳立的岩岸包圍住一弧海水清澈的海灣。我們站在岩岸上面往下看，海灣裡的遊客不時傳來戲水的笑聲。笑聲來自遊客心中盡情的歡樂，但是在午後有些希臘的陽光下，空氣中似乎也流動著一絲憂傷。

到達C飯店時已經三點半，可以直接入住。這裡是我們到墾丁時最喜歡住的飯店，主要是因為它走的是森林的低調安靜路線，譬如晚上不會有唱歌跳舞一類的表演活動，更沒有大型的電動遊樂場。飯店建築隱身在一大片綠意之間，樓高三層，意思是不超過棕櫚樹的高度，自然氛圍和峇里島的飯店極其接近。園區裡是滿滿的花與樹，除了棕櫚樹，最搶眼的就是雞蛋花。如果你喜歡躺在沙灘上曬太陽，花叢樹叢之間就有一條祕徑，讓你不需要過馬路就直接通到海邊，飯店在那裡已經準備好了躺椅可供借用。

很快到了吃晚餐的時間。晚餐豐盛，所以自己多少要克制。入座的時候看到桌位上有一張牌子，用餐中的標示是「呷奔」，用完餐的標示是「呷飽」。對於這樣的標

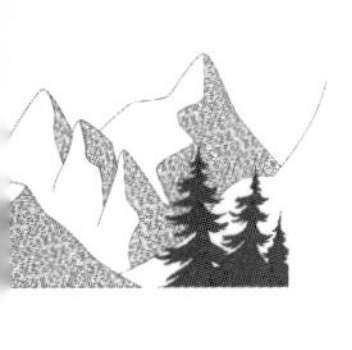

示，知道台灣話的人就懂那是什麼意思。只是我覺得，既然是要用音譯，講「呷飽」似乎不如直接講「呷霸」來得乾脆與清楚。

隔天一大早，我們五點多就起床準備沿著屏鵝公路往鵝鑾鼻方向跑步。這幾個月來完全沒有練習跑步，所以一下子也沒辦法跑太多，準備大概跑個六公里就好。

剛從飯店大門口出發時，天色還有點暗，落山風也很強。我往海上看過去，感覺好像海的顏色很暗沉，就說：「今天大海的顏色是藍得發黑嗎？」伊娜說：「那不是黑，是光線比較暗而已，海還是藍色的。」接著又說：「你的視覺色盲或色弱，你看到的世界好像很不繽紛。什麼時候可以再畫一張圖，看看是什麼樣子？」我的世界不繽紛？我說：「我覺得我的世界已經夠繽紛了。」這麼說的同時我才想起來，有次和伊娜去寫生，伊娜說我畫山是拿粉紅色的筆在畫。但我是冤枉的，因為我並沒有要挑粉紅色筆，只是以為手上拿的是綠色筆。每次面對一排色筆的時候我都會猶豫很久，好像它們是一群身分不明的東西。因此要再畫一張圖是沒問題，但顏色這種東西會讓我有一點困擾，所以我想畫鉛筆畫或鋼筆畫就好了。

從墾丁小灣往鵝鑾鼻的方向跑，路上落山風強勁。遮住大海的一整排高大的棕櫚樹和再過去一整排棋盤腳隨風猛搖擺，在些微陰暗的天色底下群魔亂舞。不只大樹會群魔亂舞，連我們跑起來也有一點東搖西擺，直到後來風小了才又稍微好一些。跑到船帆石沙灘的時候有點想下水的衝動。我覺得在整個墾丁沿岸，從南灣到小灣，從小灣到船帆石沙灘，雖然船帆石沙灘場地最小，卻是氣氛最悠閒的地方。再往前，面對船帆石是一整排漂亮的民宿，也是我對墾丁印象最深刻、最懷念的地方。

自從我進入大學教書，要寫論文的時候就會安排足夠的時間，一個人開車在一天之內從台北直驅墾丁，儘管那時候還沒有國道三號高速公路可以到達屏東縣境。到墾丁時我永遠會住在正對著船帆石的民宿，只要時間夠，可以住十天就住十天，可以住五天就住五天。住宿期間天天早上起來繞著船帆石游泳，傍晚再游一次，剩下的時間就坐在大片玻璃窗前看著大海工作。那一段時間玩得最多，工作起來最輕鬆，收穫也最多。因此我至今深信，對於創作工作者而言，自由才會有力量。

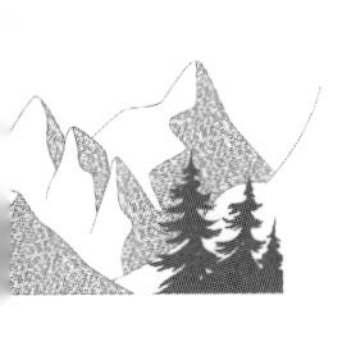

但今天跑過船帆石的時候我才發現，不知道是什麼時候，過往熟悉的民宿已經易主，門面換成新穎的咖啡廳。當然不是咖啡廳不好，只是記憶已經找不到它可以攀附的痕跡。

繼續往前跑，跑過香蕉灣的陸蟹保護區，跑到里程數4K的地方折返，今天連走帶跑一共完成了8K里程數。回到飯店，沖過澡後立刻又到飯店內的游泳池游泳。飯店的泳池有深有淺，形狀有點像葫蘆，可以讓大小遊客輕鬆嬉戲。不過C飯店特殊的是深水區水深三公尺，還有跳水台，是一個很好玩的地方。伊娜自從嘗試過捏住鼻子的炸彈式跳水後，每次來都要走上跳水台跳個幾次。我想，即使是炸彈式跳水，多少也會讓人有一些奇妙的心理經驗。人就只有在進入深水的地方才會對水有真正的感覺，感覺自己身體存在的樣子，也感覺水存在的樣子。人在水底下，世界會極度安靜，就像有一支自由潛水影片所呈現的，潛水者倒立攀住一條垂直通往水底最深處的繩子，越潛越深，越潛越深。潛到最後，世界只剩下一種聲音的存在，就是〈寂靜的聲音〉。

我們游泳游到要吃早餐的時候才結束，盥洗完後接著到餐廳吃早餐。每次在飯店，尤其是大飯店吃早餐的時候，從此起彼落的笑鬧聲或哭鬧聲，才特別覺察到許多從三、四歲到五、六歲小孩子的存在。依我看，大飯店的餐廳裡（以及游泳池的兒童區），應該是今天我們社會裡最充滿希望與活力的地方。

吃過早餐後，開車到恆春去逛逛。恆春是一個有歷史、有意思的古城。生活機能上也有形形色色的生意和自然環境，包括吃的、住的、用的、看的，甚至是散步或走路的，所以是很好生活的地方。我們在六、七年前找房子的時候，也曾經動過到恆春定居的念頭，但最後因為落山風太強，而且（當時以為的）房價太高，所以作罷。

除了大致上以菜市場為中心點向四邊放射的地帶，連接幾個城門的牆垛或道路是恆春最好散步的地方，也是最可以感受到恆春鎮的歷史色彩的地方。只是過去的都已經過去，現在觀光客最喜歡的應該是去電影《海角七號》裡田中千惠喝醉酒後用酒瓶砸破門窗玻璃的小屋前拍照或打卡。但不知道為什麼，側面牆壁上「海角七號」幾個字下面的長條椅不見了，想要拍照紀念的人只能站著被拍，少了一點悠閒。

繼續沿著恆春老街往西門的方向走，一路上有幾家賣綠豆蒜的，也有傳統老麵店或新潮的手作藝品屋和民宿，不過今天我們還是到過去曾經幾次造訪的一對法國夫妻

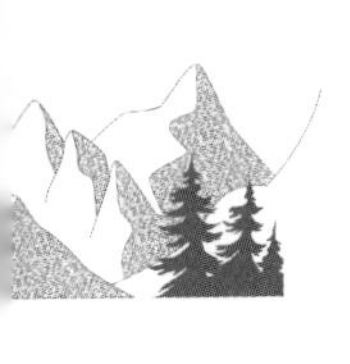

開的咖啡蛋糕屋。擺在他們屋子外的蛋糕販賣車有點不起眼，但進入店裡（應該說是家裡），手寫的「致快樂」三個大字則讓人印象深刻。老闆的手沖咖啡味道香濃，吃起來不甜不膩的手做蛋糕也很合我們的胃口。坐著喝咖啡、吃蛋糕，有時候還會看到他們的小朋友坐在地上玩耍、和媽媽法語對話。法國人手空下來時會告訴我們一些他們多年來融入恆春小鎮的甘苦經驗。他說不知道是不是當時大部分的在地人很少接觸西洋人，或者心裡擔心西洋人不像他們一樣和善，因此都不會跟他們打招呼和講話，所以法國老闆乾脆在店門口的看板上寫了：「不兇的法國人。」

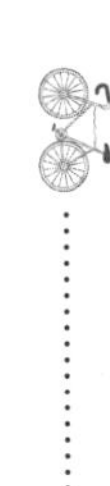

這幾天吃吃喝喝比較多，下午回到飯店，我決定再來做一些重訓。走進重訓室，一開始只有我一個人。重訓室裡頭擺設的器材大部分都是我家裡沒有的，尤其是一些專門針對腰、背和不同角度腿部訓練的器材，所以我就利用這機會大力的鍛鍊了一下。接著由於家裡也沒有飛輪，所以我也騎了一下子飛輪。後來進來了兩個高頭大馬、粗壯手臂上滿滿刺青的外國人，目測體重顯然都在一百公斤以上。兩個外國人比較有興趣的是啞鈴，一進來就開始輪流舉不同重量的啞鈴，或做啞鈴深蹲。由於啞鈴或槓鈴是我自己在家裡比較有練到的部分，而且在外國人面前，我們不能弱下去，於是我又把啞鈴也練了一下。沒多久，我發現外國人做啞鈴深蹲的時候是兩隻手握住一個二十公斤重的啞鈴，而我是兩隻手各握住一個七點五公斤重的啞鈴。兩個七點五公斤加起來是十五公斤，所以從我們的體重比來看我們的負重比，我已經算是不辱使命了。

到了最後一天，我們計畫吃過早餐後馬上啟程，開兩個小時的車趕到醫院報到，準備接下來一個星期的放療。但是我昨天晚上睡覺睡到半夜時被腳抽筋痛醒，一早起床也感到全身肌肉和骨頭痠痛，想要彎腰刷牙、想要坐下或站起來的時候，大腿和腹部、腰部都在劇烈抗議。顯然這是昨天運動過度的結果。**但難道這也是一種人生的平衡？過度快樂以後都會需要用一些痛苦來償還？**

就在我一邊吃早餐一邊哀怨的時候，忽然接到醫院打來的電話，說放射治療儀故障了，叫我們先不要去醫院，另候通知就好了。護理師還在電話裡向我解釋說放療所

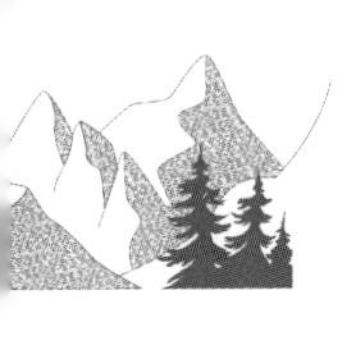

用的核磁刀的儀器價格昂貴，維修時所動用到的一切零件都還在北部海關倉庫，還沒有報關（我想可能是基於關稅上的考量）。這些待辦的進口手續，加上從北部運送到南部的交通時間，以及機器本身維修的複雜度，醫院現在也沒辦法確定機器什麼時候可以修好。

還沒有聽護理師解釋完，聽到機器故障的消息，已經讓我喜出望外。這不是機器的神故障嗎？是誰胡說八道，說人過度快樂以後必然要用一些痛苦來償還的？但為了尊嚴，我在電話中的語氣還是要好好掩藏住我的心花怒放，假裝很無奈的說：「這也沒辦法，只能等機器修好再說。」其實剛說完這句話，我一邊放下手機，一邊馬上站起來，又去餐檯上拿了額外的一個起司蛋糕和第二杯咖啡。伊娜問我為什麼又去拿甜食和咖啡。但那還用說嗎？當然是要慶祝機器故障。我們就這樣繼續混到快中午才退房離開墾丁。

03.05
星期二

放療10

弧形刀？螺旋刀？核磁刀？

今天做第十次的放療，因為醫院昨天晚上已經通知說機器修好了，所以今天可以繼續做放療。早上在治療室外等待做放療的時候，有一位病患向護理師請問一些改做螺旋刀的事情。我並沒有聽清楚，是什麼刀想要改做螺旋刀，但其實不管是什麼刀想要改做什麼刀，也不管這樣改刀在技術上可不可以，讓人會有一些不忍心的是，恐怕大部分的故事都和金錢考量有關。

雖然我們國家已經有堪稱全球數一數二的健保制度來照護全部國人的健康，但畢竟健保財力不可能無限，現實上不可能做到滿足每一個人最高度的期待。簡單的例子像是生病的住房，有分單人房、雙人房或四人房，不同的待遇決定於不同的價格。在這裡可以看到醫療的經濟階級問題。住房住不好一點還可以勉強忍受，但醫療的經濟階級可能影響到醫療的效果，甚至是生命的結局。

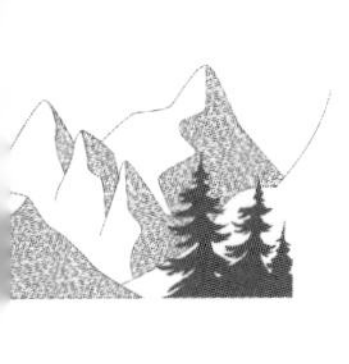

在我這幾年來治療癌症的路上，有幾次的關鍵性醫療處理都和錢有關係。第一次是一開始確認癌症的穿刺手術。為了確認癌細胞的存在，我在T大醫院一共歷經三次的穿刺手術。對於攝護腺癌的穿刺手術，一次手術中會穿刺採取十二個點做為檢體，檢驗看看有沒有癌細胞的存在。我的第一次穿刺手術，檢驗結果是沒有癌細胞。第二次穿刺手術，再次採取十二個點做為檢體，檢驗結果也是沒有癌細胞。但兩次穿刺手術報告出來後，醫師還是一再告訴我，從一切數據來做判斷，他對於我的情況非常擔心。醫師強烈建議用更精密的技術再做第三次穿刺手術，但這不屬於健保給付的範圍。基於謹慎的理由，我接受醫師的建議，做了第三次穿刺手術，結果確認是癌症。我非常感謝當時醫師給我如此清楚的建議，因為如果不是醫師的建議，那麼我也不知道接下去的情況會如何發展。

第二次的關鍵性醫療處理是攝護腺切除手術。關於攝護腺癌的處理，不一定要動手術（也可能只做賀爾蒙治療或其他），但是就動手術而言，病患有不同的選擇可能性，最主要的就是傳統人工手術和使用機器人手臂的達文西手術。理論上，對於攝護腺癌這種器官躲在體內邊邊角角地方的手術，會有比較多下刀時角度上的難度，所以特別適合做達文西手術。達文西手術的操作會比傳統人工手術精準，破壞性小，而且手術微創，理論上傷口恢復比較快，也減少疼痛。但達文西手術的機器人手臂的採購價格昂貴，因此病患分攤機器採購價格的結果是要自付昂貴的醫療費用。

為了醫療的效果，我選擇了達文西手術。但也令人好奇的是，現在有多少癌友碰到這樣的情況會選擇傳統的人工手術？不過當我想起日劇《派遣女醫X》的時候，劇中大門未知子的醫術顯然比機器人手臂更厲害，因此如果今天有像大門未知子這樣厲害的醫師，我應該會選擇傳統的人工手術，因為一來醫師醫術比達文西機器人手臂厲害，二來又可以減輕幾乎全部醫療費用的負擔。問題是像大門未知子這樣厲害的醫師可能只會出現在連續劇裡，至於現實上，今天某一特定領域裡的醫師還可以做傳統人工手術嗎？未來呢？這一個問題之所以重要是因為，如果醫界沒有可以為病患做傳統人工手術的醫師，那麼付不起高額醫療費用的經濟弱勢者要怎麼辦？不知道這一個問題在今日的商業社會裡會演變成什麼樣子，但如果達文西手術是未來無可避免的趨勢，那麼只能希望因為成本分攤上分母的擴大，可以讓接受達文西手術的病患減輕負擔，就好像電動汽車可以因為市場的推廣而快速降價一樣。

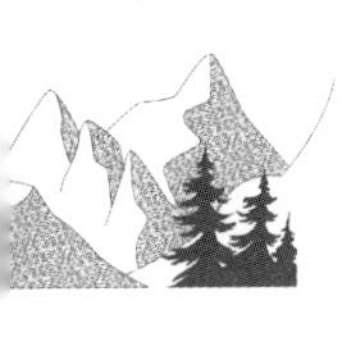

第三次關鍵性醫療處理就是這一趟放射線療程。病患對於放射線療程可以有不同選擇，當中包括可以選擇健保所提供完全無自費負擔的放射線療程。自費和無自費療程的差別在於，無自費放射線療程並沒有加做影像導引。影像導引的意義在於，放射線對於人體器官的作用是不論細胞善惡的無差別攻擊，但借助影像導引的功能可以提高放射精準度，避開對正常器官所造成的傷害。

按照精準效果的不同，具備自費影像導引的放射線療程又有進一步不同的等級區分，譬如有的相關系統底下就包括中階療程（所謂弧形刀放射治療儀）、中高階療程（所謂亞瑟刀放射治療儀）、高階療程一（所謂螺旋刀放射治療儀）、高階療程二（所謂核磁刀放射治療儀）等等。所謂弧形刀、亞瑟刀、螺旋刀或核磁刀，都只是通俗的取名，意思是這種放射線可以殺死癌細胞的照射效果和真的動刀一樣，但並不是真的有一把刀切入人的身體內。至於不同等級的放射線療程之間，除了所使用的放射治療儀不同，也包括配套的影像導引方式與次數的不同。譬如最高階影像導引的放射療程，實際做法是每一天都要做定位的動作，而這種所謂精準定位的意義在於，人體內的臟器精準坐落位置可能每一天都會有些微的變動，而精準定位就可以避免些微的器官位置變動影響放射線照射的精準度。

按照這樣的背景資訊，一般人（不管觀念對不對）可能都不會放心的接受沒有影像導引的放射療程。至於在不同等級影像導引的自費療程之間的選擇，應該每一個人都會希望自己可以選擇把副作用的傷害降到最低的療程。但不必多說，心裡最大的牽絆顯然是高額的自付費用，而且沒有人可以保證，高階影像導引放射療程的效果一定就是怎麼樣。當然，**醫療效果的預期本來就只是一個概率的概念，誰也沒有辦法說具體結果會是怎麼樣**。甚至醫學上對於抗癌更進一步的所謂免疫細胞療法，一個療程都是台幣數百萬元起跳，但也不保證什麼。

除此之外，醫療資訊上對於療程的等級意義也有不同意見。不同意見的意思大致上是，關於放射治療的效果，比起儀器或療程形式上的不同，更重要的其實是治療團隊操作行為精緻度的問題，簡單講，人的因素更重要。這樣的說法當然有它完全合理的出發點，但對病患而言，現實上大多不容易再去處理關於醫療效果的人的因素問

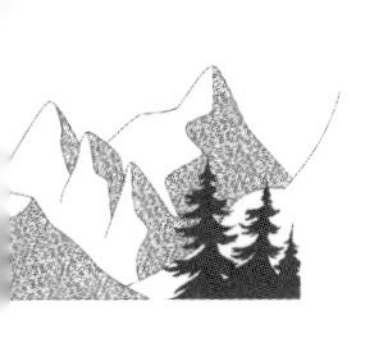

題。只能說，（硬體因素）醫療所使用的機器和療程等級的效率差別，和（人的因素）治療團隊操作行為的精緻度，在邏輯上是兩個不同的問題，所以在可以不考慮經濟負擔的情況下，這兩個問題之間並不會造成緊張的關係。至於對經濟上的弱勢者而言，既然醫界也有不少不同立場者認為，不同機器之間的效率差別並不是那麼大，那麼做療程等級選擇的時候，心情上應該也可以放輕鬆一些。

雖然我們每一個人都有國家健保制度的醫療照護，但國家健保畢竟屬於基本照護的性質。**真正碰到重大疾病的時候，人性上所期待的醫療照護品質可能會遠高於健保可以提供的給付**。關於全部的癌症醫療，由於每一位罹癌者的情況都不一樣，在有健保給付的情況下，自行負擔醫療費用的部分從零花費到幾十萬或幾百萬元都是常態，因此醫療保險是值得每一個人事先規畫的事情。至少在五十年前的社會裡，醫療保險的觀念還不普遍。當時一般觀念認為，如果有錢，與其用來交保險費給保險公司，不如自己儲蓄在銀行帳戶裡那麼實在。其實人有旦夕禍福，醫療保險最後給付給病患的不只是財務效益，而是也給付給病患心理效益。

03.06
星期三

放療11 不自然也自然

今天做第十一次放療，同時也有門診。醫師在門診時依舊問我目前情況如何，我還是說一切都好。的確一切都好，因為沒有任何不舒服的感覺，飲食作息也和平常沒有兩樣。我還在想，如果做放療的情況一直這樣下去就好了。

下午的時候，有朋友因為知道我這段時間正在做放療，特地到高雄來探訪。朋友已經很久沒見面，可以再聚會聊天是很愉快。聊天當中朋友提到他太太罹癌的經過；他們當時決定採取某種在國際上著名的自然療法，到現在已經很長一段時間過去，可以說是相當穩定的抗癌成功。最後朋友建議我不妨也考慮這種自然療法。對於朋友的關心，我都心存感激，不過既然現在已經開始做放療，某種意義上也是和癌細胞在賽跑，所以療程當然要按照計畫進行。至於所謂自然療法，我們也曾經關注過，因為在此之前也有其他幾位朋友建議我可以採取某些自然療法，譬如所謂餓死癌細胞的飲食

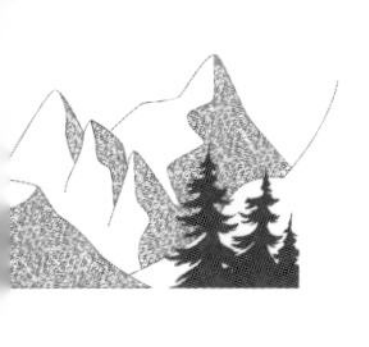

方式等等。

對於朋友建議的自然療法，或是對於網路資訊所看到的某些自然療法，我處理的方式是先把「自然療法」的用語去除掉，然後再來思考療法可不可行的問題。如果不是如此，思考路線難免從一開始就受到「自然」兩個字的干擾或甚至迷惑，以至於失去思想上的合理性：除非我們在方法上能夠清楚界定什麼叫做自然，否則我們就不能因為所謂自然療法的用語，當然就認為它會有某種特別的正功能。

關於「自然」或「不自然」的說法，人似乎很容易產生一些直接的印象，就像很久以前一個商品廣告詞所說的「天然ㄟ尚好」。但是先不管究竟好不好的問題，所謂「自然」和「不自然」真的是可以清楚區分開來的概念？一般觀念可能認為，自然是這世界本來就存在的樣子。所謂本來的樣子指的可能是一種靜態，譬如樹上一顆美味多汁又有益於健康的蘋果，但也可能是一個動態，譬如按摩讓人筋骨舒暢。至於不自然，就是所謂人類對於自然的加工所製造出來的結果，或者也有人說是人發明出來的結果，可能是一個東西，譬如一塊鳳梨酥或一顆普拿疼，也可能是一個動態的現象，譬如做放療時用輻射線殺死癌細胞。但雖然話這麼說，自然和不自然真的如此就區分出來了嗎？

用蘋果和鳳梨酥的對比來看，鳳梨酥被說是人使用各種添加物加工製造出來的東西，但如果仔細想一想，製造鳳梨酥所使用的各種原料，麵粉、砂糖、鳳梨，甚至是防腐劑，並沒有哪一樣最初不是來自自然的存在。至於一顆蘋果，固然就是原來長在樹上的樣子，但如果今天我們把一顆削好的蘋果先浸泡鹽水後再吃，我們會說這蘋果因為經過鹽和水的添加製造，所以變成不是自然的東西？

再用按摩和放療做對比，從來沒有人會說按摩是非自然的東西，因為在人慣常的經驗裡，用人的手對於人身體筋骨的施壓拿捏就「自然」會有舒暢筋骨的作用。那麼人使用輻射線殺死癌細胞，讓器官組織恢復到健康舒適的狀態，其實也是如此自然。或許有人會說，輻射線對身體細胞有破壞作用，但人工按摩經常按出的瘀青不也是破壞作用的證明？或許有人說，輻射線放療畢竟額外使用了輻射線，但現在有很多人使用百貨公司賣的（廠商設計製造出來的）電動按摩槍按摩，效果也不錯，但我們應該不會說使用電動按摩槍按摩是一種不自然的療程，否則應該會連電動按摩椅也不自然。

關於自然或不自然的說法，最根本處是一個哲學問題：人有沒有可能發明出這世界上原本不存在的東西？對於這一個問題，人從自己的經驗認知大概會說當然有可

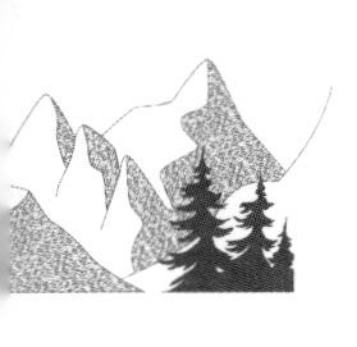

能，今日生活當中有太多太多東西都是人發明出來的，譬如我們身邊的電燈、電視、電鍋、冰箱、按摩椅或汽車都是，更別說是普拿疼、飛機或核彈。總之只要是過去世界不曾存在的東西，就是人發明出來的，是非自然的東西。問題是，什麼叫做過去世界不曾存在的東西？是真的在過去的世界裡不曾存在過，或其實只是人類在過去世界裡不曾知道過的東西？

這問題的意思是，人可能是因為無知，以至於沒有覺悟到自己經驗和智力的有限性，因此對於未曾經驗到的東西或事情就斷言是不存在的東西。其實，按照一些宗教或哲學上的說法，神才是這世界的造物主，人不是。人只可能在這世界上「發現」一些什麼，但不可能在這世界上「發明」一些什麼。對於此一說法，先不管宗教問題，至少是做為一個人謙虛的說法。不是嗎？如果不是神已經為這世界制定好「兩個氫加一個氧會變成水」的運作規則，科學家還有可能讓兩個氫加一個氧就變成水嗎？

回到具體層面來說，我們現實上聽過很多不同的關於自然療法的介紹。我們頂多可以勉強說，自然療法走的並不是西醫所走的手術或化、放療的路線。但所謂自然療法的實際做法形形色色，它們的實際效益和風險是否已經被說明清楚，以及是否有足夠的數據可以做支撐，這才是問題。在這意義底下，雖然對於某一些也提供了許多抗癌成功案例的著名自然療法，我們無法否認那可能也是一種有效的方法，但問題在於，對一個醫學外行人而言，即使我要拿自己的身體做嘗試，應該也只能選擇有最多數據做為理論基礎的醫療途徑。換句話說，不管是所謂西醫或中醫，不管是所謂自然療法或非自然療法，來自醫學院體系的資訊系統基於其方法上的邏輯性質，才具備最大的可信度。

包括我的朋友在內，許多自然療法支持者會說：「自然療法並不是侵入式治療，所以即使試了無效，也不會有害。」這話聽起來好像沒錯，好像既然是自然，就不可能像侵入式治療一樣產生積極毒害或甚至手術失敗的結果。但其實因果關係的事實運作並非如此。事實上，人的身體消極也會有它的因果關係，就好像一個媽媽如果不餵食她的嬰兒，嬰兒就會餓死。這時候媽媽總不能說嬰兒的死亡和自己無關。相類似

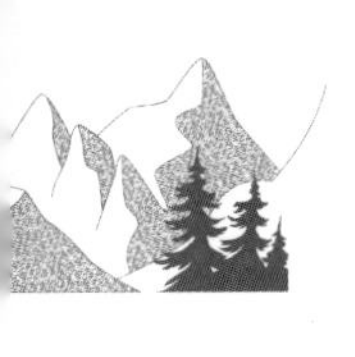

的，**對於癌症病患而言，他是用醫療手段和癌細胞在做賽跑，結果是時間決定勝負。在決定勝負的路上，只要人的腳步慢了，癌細胞就是贏了，人就是輸了，這和某種療法侵入或不侵入人體的問題無關。**

其實有很多屬於所謂自然療法的主張的確也可以通過科學方法的檢驗，譬如生活作息上的規律運動、充分睡眠，以及飲食上的少糖、高蛋白和好油，或是盡量吃原型食物等等都是有益於抗癌的做法，甚至也是一般人的健康法則。但這些健康法則並不是因為所謂的自然，所以成為可靠的法則，而是因為經過事實上足夠的檢驗證明，所以成為可靠的法則。相對的，譬如某種單一的飲食方式、某種單一的動作或甚至某些單一的信念（譬如嚴苛的斷食、氣功或所謂宗教），說是可以讓癌症消失，但恐怕事實上沒有最低限度的可靠依據。

遭遇癌症，只要人理性以對，不管結果如何，都不會是最大的遺憾，因為人生本來就是如此。就我個人經歷而言，關於癌症這件事，最讓人遺憾的一件事是我妹妹的罹癌去世。十幾年的時間過去，我至今想起來依然心痛。雖然對於如此善良的妹妹，我不能責備，但我還是永遠懊惱，為什麼妳當初如此迷信，不能好好的接受醫療？

療程第一天到達鳥松時的天空

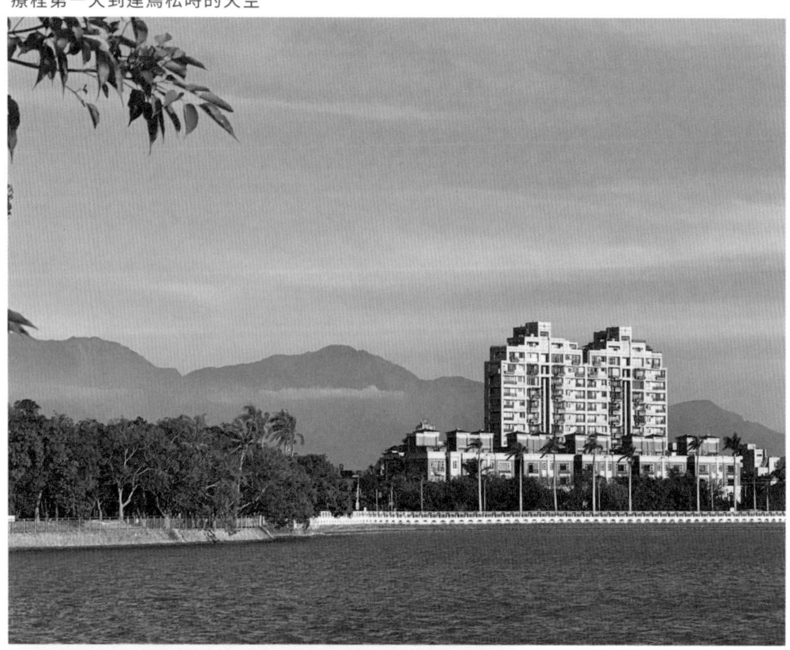

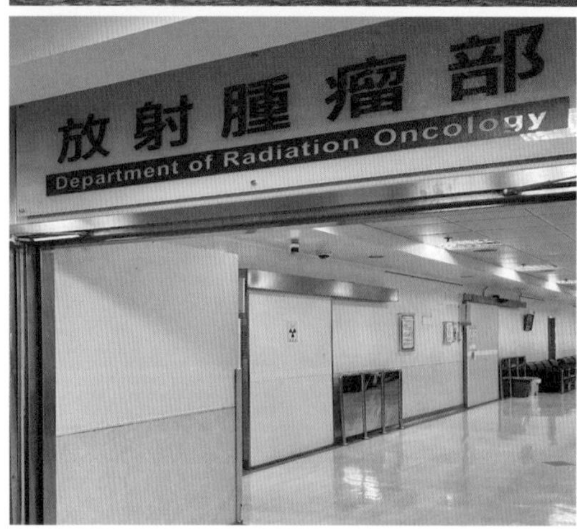

每週五次到放腫部報到

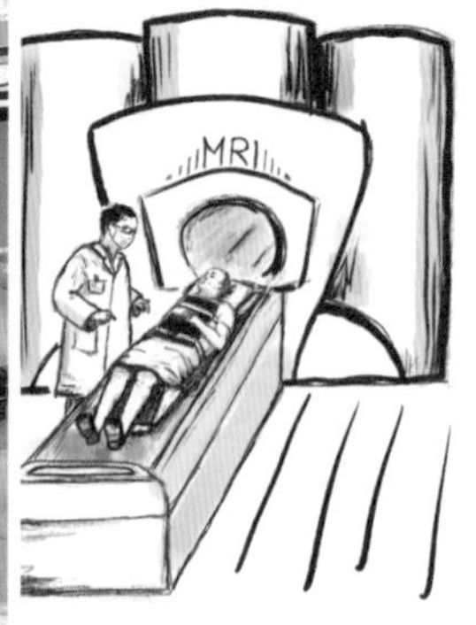

進入放射療程

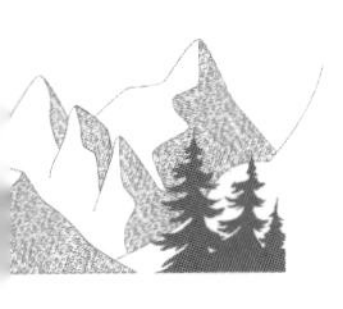

駁二特區步道的看板

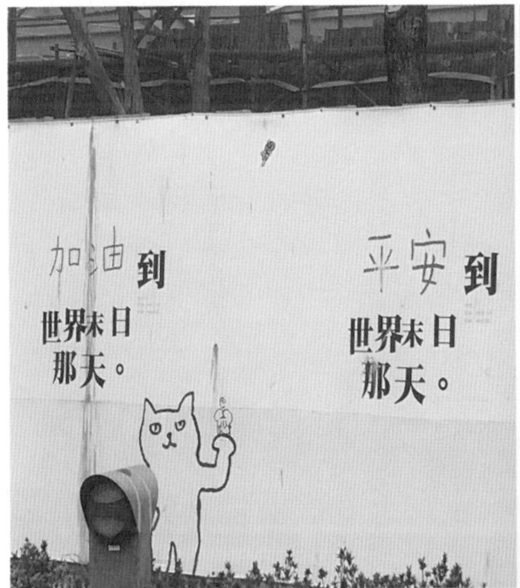

做完放療後到光榮碼頭散步

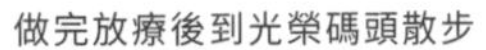

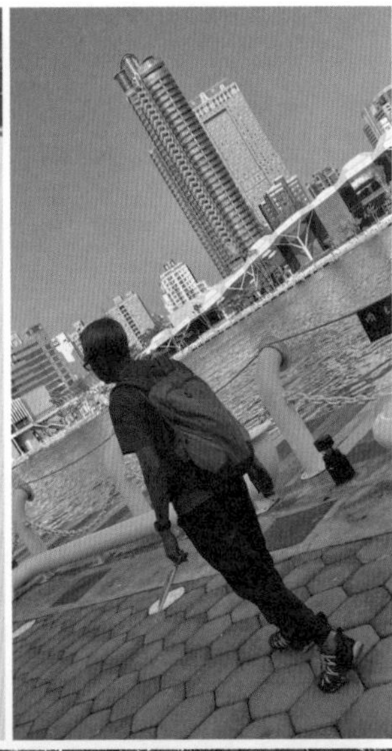

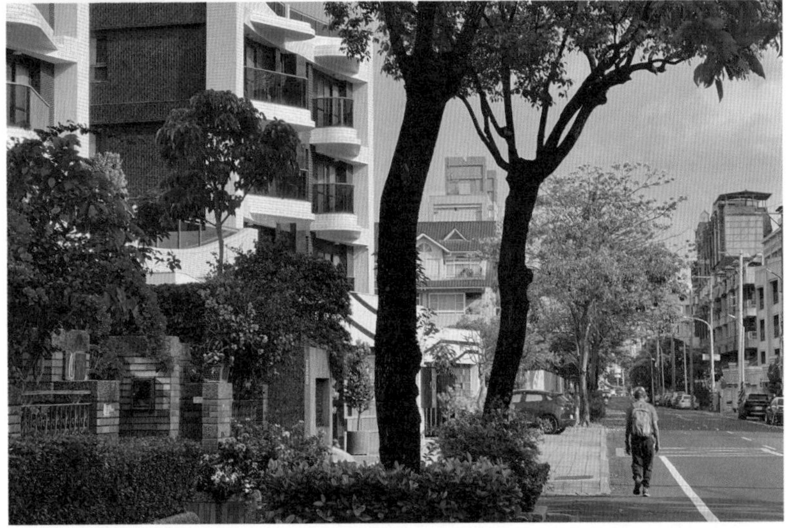

獨行模式：走路去搭公車

遠看綠島

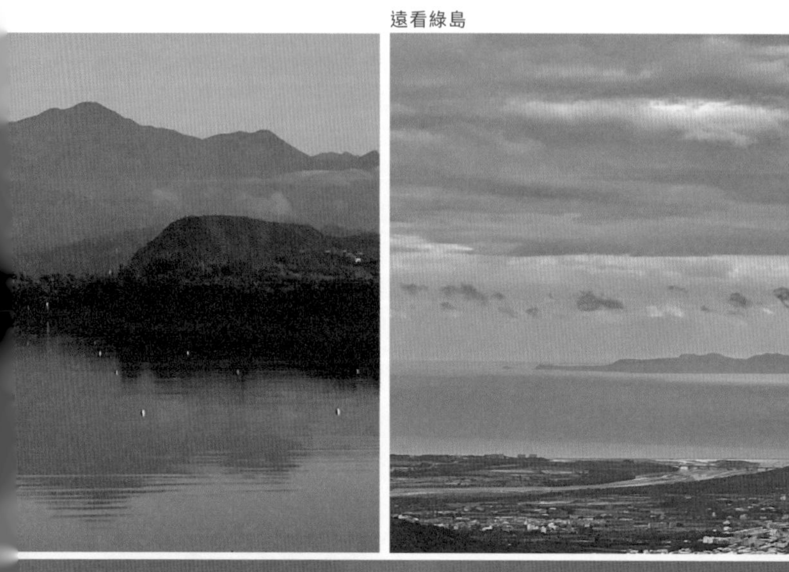

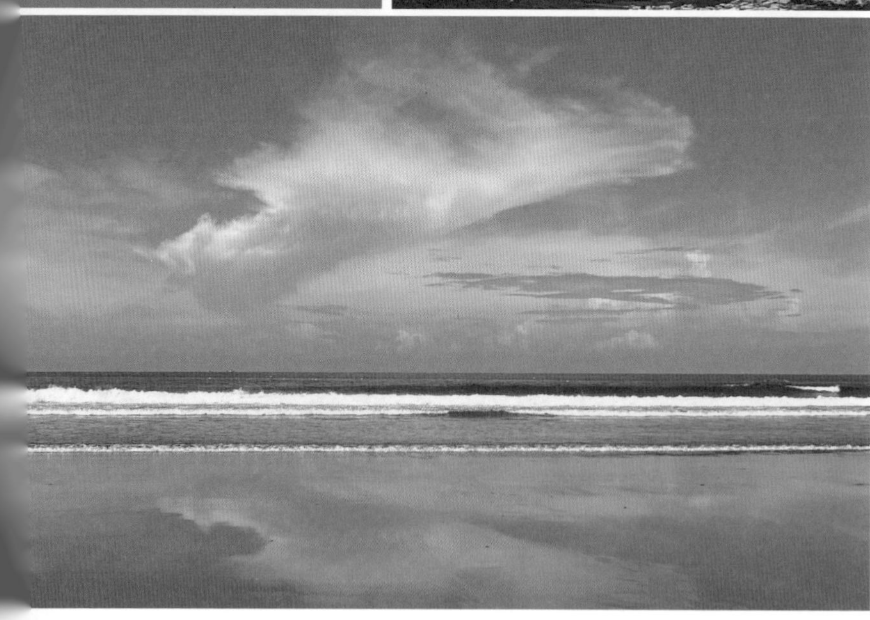

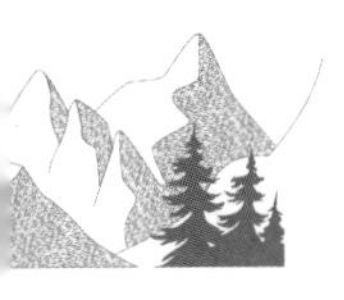

落山風之吹風看海地的藝術招牌

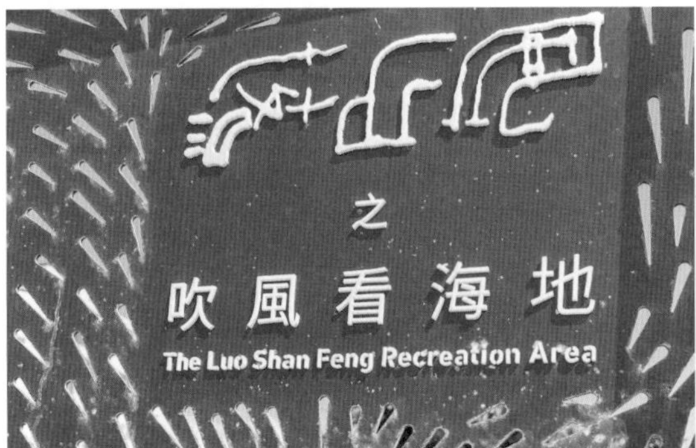

繞著活水湖晨跑：一圈 2.5K

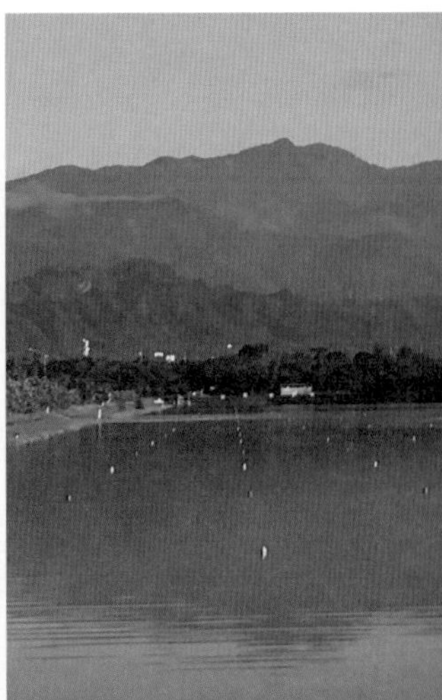

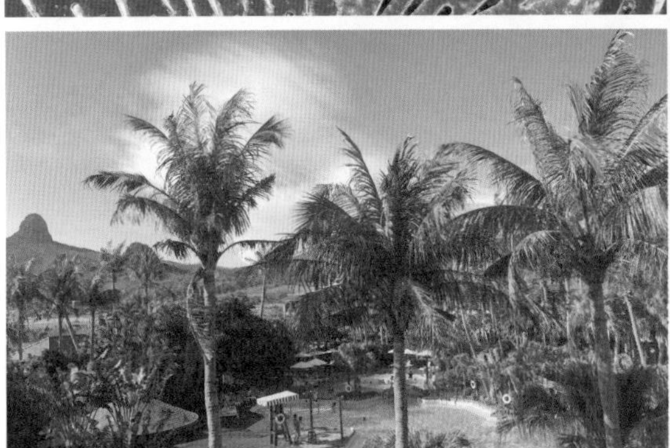

飯店的南洋風光

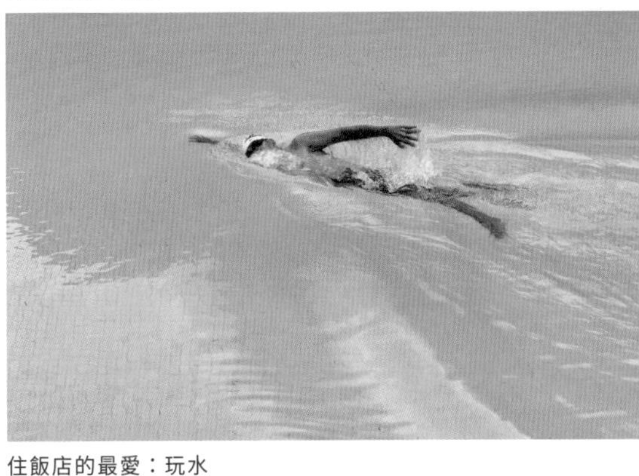

住飯店的最愛：玩水

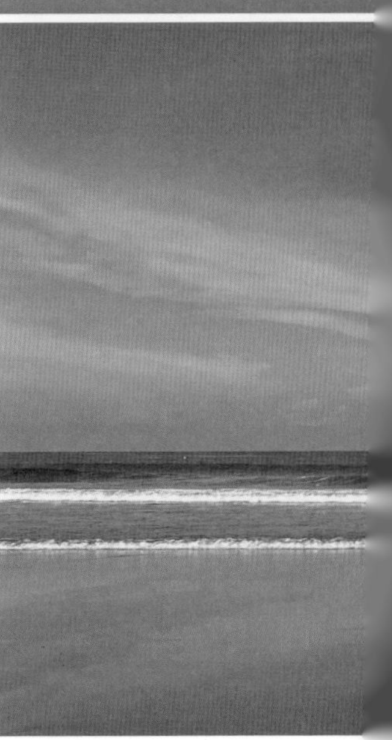

太平洋的海藍

第二部　頂風行走

03.07
星期四

放療12

拉肚子的時候追劇

早上起來和平常一樣，看了一些必須閱讀的資料後就開始準備今天去醫院要帶的東西。早餐吃的東西和平常差不多，優格、雞蛋、沙拉和全麥麵包。但是吃下東西沒多久，就聽到肚子裡好像有空氣在翻騰的聲音，跟著就開始腹瀉跑廁所。上完廁所，感覺肚子還是怪怪的，坐下來等了一下子，結果沒多久又再來一次。整個早上就這樣來來回回的跑廁所，什麼事情也不能做。

將近兩個鐘頭過去，我開始擔心，今天早上恐怕不方便去醫院了。但也沒辦法，只能再等等看，看它會不會慢慢停下來。直到大概是非出門不可的時間，感覺拉肚子的狀況好像是稍微過去了，伊娜趕緊開車載我去醫院。到醫院後，我告訴醫師我今天早上的情況，醫師說到藥房買一種很普通的腸胃藥來吃就可以了。聽醫師簡單這麼講，拉肚子的反應應該是很常見，不過我也沒有去買腸胃藥來吃，因為想看看肚子自

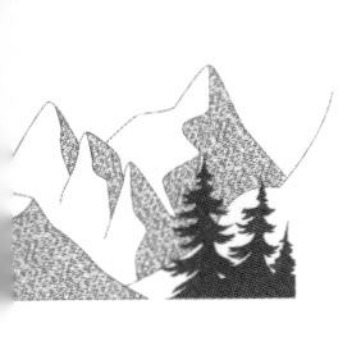

己是要怎樣。至少如果不吃東西，應該就不會拉肚子。

因為拉肚子的關係，做完今天的放療，不敢在醫院或外面的餐廳吃飯，先直接回鳥松家再說。回到家，為了盡量避免腸胃道的負擔，不吃肉，不吃青菜，只喝了一罐朋友訂購的營養補充品，再加上一點鯛魚。然而沒隔多久，我又開始跑廁所了。所以接下來除了喝水和喝一點現打果汁，就不再吃任何東西。全部的時間裡，除了上廁所就是坐下來等待和感覺；等待是等待肚子完全清空，感覺是感覺看看現在是怎樣的一種情況。

這是一種無計可施的空虛狀態。我把平板電腦拿出來追劇，希望這樣好像也是有在做一些事情。我挑了阿部寬主演的《東大特訓班》。因為身體不適，如果要看一些太有意義的片子，腦袋無法承受嚴肅的重量。但另一方面，太俗氣的肥皂劇也會讓人不知道是在看什麼，好像人生就真的是那麼無聊。這時候恰到好處的刺激最適宜，至於宮廷劇或華麗的資本社會寫實劇，還會出現金光閃閃的面具舞會一類的，就不必了。

雖然《東大特訓班》只有十集，但看到第二集的時候，又被拉肚子跑廁所的事情干擾了一陣子。再回過頭來時，覺得看了一集多的《東大特訓班》可以暫停一下，稍後再繼續看。我切換去看其實已經看過的《黑色止血鉗》。看過的劇集再看一次，像是一種回味，感覺也比較輕鬆。當然說是回味，主要是因為這部劇集值得回味。自從第一次看《派遣女醫X》以來，我覺得它的劇情有很強的張力，特別是大門未知子在沉悶的現代社會文化裡凸顯出來的叛逆，可以算是日劇的最經典。看完《派遣女醫X》最後一集後，總認為一定還會有後續的系列出現，但時間過去太久了，一直沒有聽到動靜。我就把《黑色止血鉗》當作是《派遣女醫X》的後續製作。

一開始要看《黑色止血鉗》時，我替這部劇捏了一把冷汗。因為要對於相類似的題材製作後續系列，那麼除非本來就是動作或搞笑片一類的，像是盧貝松導演的《終極殺陣》（*Taxi*），重點不在於處理意義形態的主題，否則就不知道續集可以呈現出什麼層次適當的核心概念。難道會是《派遣男醫X》？還好《黑色止血鉗》除了和《派遣女醫X》一樣凸顯了一個桀傲不遜的神醫，總算也觸及了一個今天全世界共同的話題，就是類似醫療AI的問題。至於劇情結尾對於那一把黑色止血鉗的意義揭曉，也算戲劇性的貫穿了整個故事。

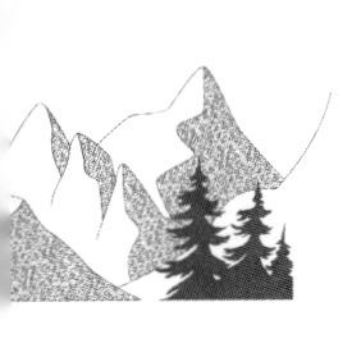

《黑色止血鉗》之所以對我有特殊的吸引力，應該是因為在治療攝護腺癌的過程當中，也曾經碰到劇中一再出現的相同問題。只不過我們現實當中對這一個問題的考慮並沒有《黑色止血鉗》劇中的複雜度。現實當中，攝護腺癌的病患在決定到底要用傳統的人工手術或使用達文西手臂的時候，如果不是有經濟上的顧慮，絕大多數人並沒有思考太多，會直接選擇達文西手臂的開刀手術。理論上的原因是，就像《黑色止血鉗》劇中所說的，這機器手臂可以讓一個普通的醫師變成好像具有神醫的醫術。但其實更重要的原因應該是在現實面：我們不知道醫界是不是真的會有像《派遣女醫X》劇中的大門未知子，或是像《黑色止血鉗》劇中的渡海醫師，這樣可以聰明與精準都勝過機器人手臂的神醫？

今天一整天，肚子一直悶著、脹著、拉著、不舒服著。我只能有時候躺著，有時候坐著。有時候有一搭沒一搭的追著劇中兩位外科醫學會理事長候選人爭取所謂論文影響因子的殊死鬥，有時候抬起頭來看看窗外的天空，用力呼吸，好像換了一口氣就換到了一些好心情。

但我也發覺，拉肚子的時候真的適合追劇。一方面是不斷跑廁所時不可能同時做其他什麼正事。另一方面，其實追劇沒多久也需要中斷一下，讓腦袋稍微清空一下。而且連續坐姿太久對骨頭和血液循環都不好，所以忽然來的拉肚子正好讓你得站起來動一動。今天我只能這樣處理我的身體，希望可以減少不舒服的感覺。剩下的就讓時間去處理。

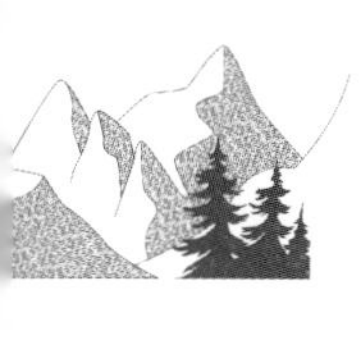

03.08
星期五

放療13

痛，是怎樣的痛？

早上起來，伊娜說總不能一直都不吃東西，所以早餐還是簡單準備了一片全麥麵包、優格和一片木瓜。另外又泡了一杯溫的蓮藕茶，想說這樣是不是可以讓胃舒服一點。不過還是和昨天一樣，東西吃了沒多久就開始拉肚子，只是東西吃得少，拉肚子的情況就跟著沒有那麼嚴重。

因為恐怕拉肚子不方便，還是伊娜開車載我到醫院。到了醫院，我向醫師報告現在的情況。醫師告訴我說還是要多補充容易消化、容易吸收的蛋白質，像魚或蛋。至於麵包，不要吃全麥吐司，可以吃白吐司。青菜就少吃纖維太粗的蔬菜，也不要吃生菜。聽了醫師的說法，今天做完放療後到地下室美食街時，我試著點了鯖魚套餐。但不知道是因為剛剛才做完放療，還是吃了一口鯖魚的關係，胃又不舒服起來，開始感覺噁心想吐，只好把套餐再送回回收檯，心裡只想著用最快的速度回鳥松家。

回到家後依舊不舒服，沒辦法吃飯。直覺反射教我吃一些冰涼的蓮霧、蘋果和木瓜。除了喝水，這些應該是此時我唯一還可以吃得下的東西。我胡思亂想，是不是放射線穿過身體殺死癌細胞時，對於身體裡面器官的作用，其實就是一種韓國燒肉店的炙燒概念？要不然為什麼我身體全部的渴望就只剩下蓮霧、蘋果和木瓜的多汁與冰涼？

我上網去查查看，這樣的不舒服是怎麼一回事，才訝異到我的感覺竟然完全正確。雖然說現代科技下的放療是精準放療，但無論如何還是會傷害到附近的組織細胞。針對下腹部的照射可能造成腸胃道黏膜的受傷與發炎，所以腹瀉、腹痛、便祕、噁心和厭食都是常見的症狀。而且放射之後，附近細胞也的確會呈現灼熱的現象，所以影片中的醫師建議癌友用冰涼的食物來緩解疼痛，譬如豆漿做的冰磚。

晚上伊娜向家人們回報我今天的狀況，家人都有些擔心。家人的說法（和網路上看到的醫師說法一樣）是，現在已經不是食物好不好吃的問題，甚至不是吃不吃得下的問題，而是身體需要的問題，再怎麼吃不下也是要吃。

我也是告訴自己，再怎麼吃不下也是要吃，只是我感到困惑，現在是要怎麼把東

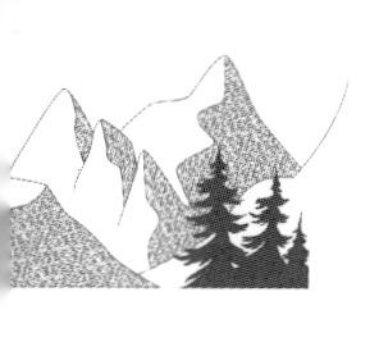

西吃下去？因為此時的感覺是，腸胃已經根本不是一種用來容納食物的器官，腸胃好像變成了心臟或肺臟。你如何叫心臟或肺臟把自己的入口打開來，接納主人給魚給肉的餵食呢？這時候我才想到一個語言上的問題：為什麼會有「胃口」這個說法？「胃口」在日常用語裡指的大約是食慾的意思，引申出來的意思是興趣。但為什麼要用「胃口」這兩個字來表達食慾？現在我似乎知道為什麼了。原來胃是一個獨立的個體，胃有胃自己的口，甚至有自己的腦袋。胃要不要吃東西，是胃自己在掌管的事情，不是人可以下命令的事情。**對於所有「再怎麼吃不下也是要吃」的說法，我覺得不是我不吃，是身體器官自己不吃。**

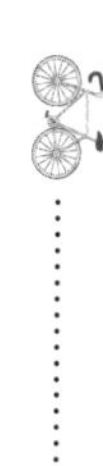

今天身體上持續性的躁動，讓我感到有一些挫折。我不知道現在能做什麼，而且這樣的副作用既然是放療的正常副作用，我好像也不用再去想著要做什麼的問題了。要做的事情就只剩下看著這身體的不舒服，感覺這身體的不舒服。如果可以靜靜感覺著這身體的不舒服，某種程度也就是這樣接受它，或許至少在心理上就可以輕鬆下來。

於是我把正好先前準備要閱讀的書《痛》（*Pain: A Very Short Introduction*）拿來讀，希望就像網路上有些人所說的，思想真的可以治療某些疾病。**思想本身就可以治療疾病的說法固然是帶著幾分浪漫，也需要做一些解釋才能讓人理解那是怎麼一回事，但對於此時的我，看看書，特別是看《痛》這本書，或許抽象的概念思維會有分散實體疼痛的效果。**

《痛》這本書的作者是羅伯·布迪斯（Rob Boddice）。作者過去著作領域分布在醫學史、科學史和感情史；換句話說，是屬於人文領域的研究者，所寫的書並不屬於醫學領域的論述。這一點應該值得注意，因為如果是屬於醫學領域，尤其是特定醫學領域的論述，那麼可能基於職業上的本位，說法自然會有所侷限。

對於「痛」這種人以為自己極為熟悉東西，事實上甚至包括醫學界在內，人們一開始對於「痛」的定義就沒有結論。如果硬要說，比較有共識的部分可能就只是人們不喜歡痛，痛使人不舒服。但這樣說來，人會痛的事情太多了，除了走路跌倒受傷腳

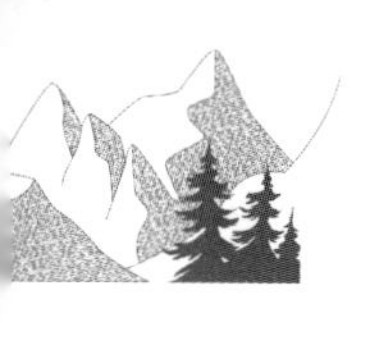

痛、工作過勞肩頸痛，或血管三高心絞痛等等，有學生可能到了學校考試時就會胃痛，或是年輕人碰到失戀時更是會心撕肺裂的痛。那麼這樣的痛是不是痛？

理論上如果我們沒有對於一個研究的問題點先做定位，這個研究可能注定會開花。因此對於所謂痛的科學研究，最大的問題就是：人們對於「痛」無法形成（即使是低限度的）定義。不過從書上對於「痛」的定義問題爭議來看，與其說這是不同立場的陣營對於醫學問題的理論衝突，還不如說是關於在多大範圍內值得使用醫療科學介入人體進行醫療行為的爭議；換句話說，基本上是源於對人的不同價值觀所形成的態度差異問題。因此對於這一個問題，與其說是醫學問題，不如說是哲學問題。

這一個問題是什麼問題？用具體例子來說，譬如有一位張小姐因為失戀去找外科醫師，說自己「心碎了，很痛很痛」，請外科醫師為她動手術，換一顆不會痛的心。那麼如果是一個心臟外科的醫師，面對張小姐這樣的請求時，應該怎麼做？除了張小姐失戀時的心痛，更真實與更平常的實例是，一個平常活蹦亂跳而且從不生病的學生，每次遇到學校考試就蜷曲身體，甚至會飆出冷汗，說自己肚子痛。那麼學生家長碰到這種情形時，是否應該同意學生不用去學校考試，甚至趕快帶孩子去看醫生？以及如果到了醫師那裡，醫師問診問不出所以然來，是否要開一些腸胃藥，或甚至做某程度精密的檢查？

關於「痛」的定義問題的爭議，其實不在於真正的醫學專業理論衝突。這一點在上述張小姐失戀而心碎的例子裡，很快就可以得到理解。當然外科醫師也是人，不是不知道年輕人失戀會心痛，問題是在一個外科醫師的專業認知上，那種心痛並不是和血管堵塞造成心絞痛一樣意義的痛。更具體來說，那種心痛並不是醫師可以採取給藥、復健或開刀等醫療上的措施。因此即使張小姐掛了號、看了門診，外科醫師可能會請張小姐退掛。如果有人質問外科醫師為什麼退掛，那麼當外科醫師沒有時間多做解釋時，他可能就會簡單說，張小姐的心沒有真的痛。我想，從今天的醫學發展現況來說，沒有人會質疑外科醫師到此為止的做法不對。

問題是，難道張小姐的心痛是痛假的，是裝出來的，或甚至是說謊？對於這一點，一般人固然不會認為外科醫師應該為張小姐失戀的心痛進行換心手術，但也不會說張小姐的心痛是痛假的，因為那大概也是大多數人體會過的經驗。因此現在的問題就是，外科醫師不幫張小姐開刀，那張小姐的心痛要怎麼辦？其實也就是在這裡，至

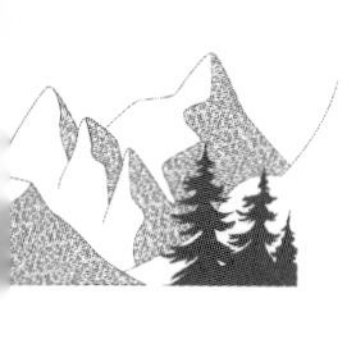

少在一百年前，各種（包括醫學，但更包括哲學的）學說立場產生了歧異。

對於這一個問題，如果可以使用所謂「強硬派」這個名詞，那麼強硬派的意識形態基本上就是：醫療科學對張小姐的心痛愛莫能助，請張小姐自己去化解自己的情緒問題。就像也有一種聲音在質疑，所謂的痛到底是醫學問題或是語意學問題？事實上這種質疑很像是外科醫師的質疑，當中多少帶有一些諷刺的意味：我們總不能因為失戀的張小姐嘴巴說自己心痛，因此我們真的就動手術幫她換一顆心吧？

其實要說強硬派，哲學領域裡的強硬派比比皆是，甚至或許可以說，哲學家們還比外科醫師們強硬多了。如果按照斯多噶學派的說法，是心靈非理性的騷動，譬如恐懼，才帶來了痛苦。那麼邏輯形式上，要解決人的疼痛就只能從心理層次去找出路。當然從今天的醫學發展來看，這種說法顯然是走火入魔。不過如果你知道斯多噶學派的基本哲學想法，也就是只有對人有實際幫助的行為才是意義（美德），那麼就不難理解，為什麼斯多噶學派對於人類身上的病痛的態度會是如此「冷酷」。

其實斯多噶學派的說法，最後的意思應該就只是，當人有一天遇到無解的不幸，那麼治癒的方法只有一種：停止你的悲傷。他們不見得是要否定當代醫學對人類的功能。這樣的態度或許已經非常接近作者所提到的伊斯蘭世界的傳統：「伊斯蘭世界治療疼痛的方法並沒有要對抗醫學或止痛劑的使用，只是會把焦點放在個體的精神核心、禱詞、閱讀《古蘭經》，還有冥想神性等事務上。」

……………

先不管哲學論述上的問題，今天人類社會對於人身上所謂的痛的處置，大抵並不會有什麼極端的對立，大致上都是採取面對的態度。最明顯的例子是，現在的大醫院幾乎都設有精神醫學科；換句話說，即使是找不到可以連結到人體器官或生理因素的疼痛，在醫學領域裡大多還是可以找到幫助緩解的方式。緩解的方式或許是藥物的使用，或許是純粹的心理諮商。只不過對於所謂心理層次的疾病處理，在藥物使用的容許與界線上還是會有很大的爭議；一方面是因為（醫學上）藥物副作用的問題，另外一方面是（哲學上）對於病患自身的價值期待問題：病患做為一個人，可以在多大範圍內依賴自己的思想與心理學習來控制自己的精神世界，進而遠離痛苦？

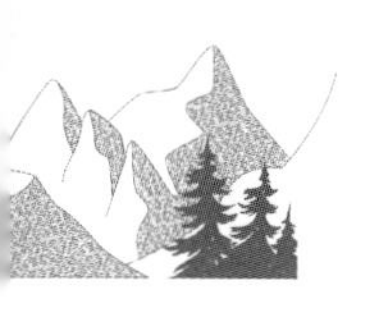

對於人心理上的痛苦、恐懼或單純的慾望挫折，包括精神醫學在內的醫學本身，無論如何也有其極限。一個人在這時候要面對痛苦或恐懼，最後所能依靠的還是自己。也是這時候，或許我們就可以理解，亞里斯多德或塞內卡關於人的價值哲學所要說的是什麼。**因為面對病痛時，最不堪的情況可能是：因為肉體痛，心靈跟著也痛。**

回到我身體上的問題，其實現在身體感覺到的不舒服都是醫師或治療手冊上事先已經告知過在治療期間可能會出現的情況，所以我心裡並不會有什麼驚恐或擔心。剩下的只不過就是身體需要忍耐副作用帶來的不舒服。但就好像我先前在光榮碼頭散步時對女兒所說的，就讓醫學處理醫學可以處理的問題，至於超越醫學極限的部分，病患必須自己負責，包括接受這些身體上的感覺。

03.11
星期一

放療14

我看著我：他會放棄嗎？

今天做第十四次的放療，但早上去醫院的時候清楚感覺到身體的疲倦。從上個星期以來，一開始是吃東西馬上就拉肚子，後來又很矛盾的出現便祕的情形，但最讓人覺得鬱卒的是不斷出現的噁心以及對於食物的茫然。雖然醫師開了說是可以促進食慾的藥給我，但我和伊娜知道藥物的成分之後就決定還是不要吃。我不知道是不是做放療就是要這個樣子？

今天早上勉強吃了一點軟質的食物後，肚子又開始不舒服。上完廁所回來坐在餐桌前，眼睛徒然看著盤子裡的荷包蛋，心中閃過一個念頭：如果放療就是要這樣子，那麼放療還要繼續做下去嗎？我很自然的把心裡這句話說出來，好像是要讓這問題在空氣裡找答案。坐在餐桌另一邊的伊娜聽到我說的話，先是靜默了一下子，然後問我說：「你真的就想放棄了嗎？」接下來是我靜默了，我是想放棄嗎？但我頓時又覺得

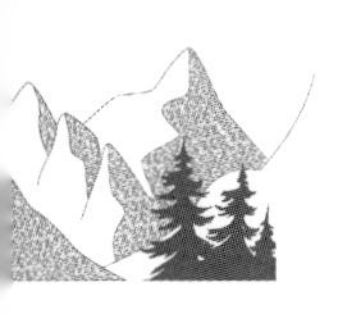

奇怪起來：誰是我？到底那個想要放棄的聲音是誰的聲音？於是我趕快說，那只是一個突然閃過的想法而已，就是閃過。

雖然這幾天的放療讓我覺得身體不舒服，但說實話，想要放棄也不是一個確切的想法，因為我也不知道，這放療繼續做下去是會怎麼樣。我感覺我好像只是自動的脫離自己，好像做為第三人一般的看著另外一個我：他現在是怎樣一種情況？他是要怎樣？這情景好像我有幾次看到有年輕人開跑車在鬧區十字路口大腳猛催油門，接著大腳急剎、急轉彎、引人側目。當下我就懷疑，這位年輕駕駛人知道他自己在做什麼嗎？如果他把自己想像成過路行人側眼看著開車的自己，那麼他會怎麼看自己？他會看清楚一點嗎？恐怕現在的我也是看不清楚我自己，所以我必須脫離自己。

我過去做為一個專業者有我在專業領域裡的思想，所以腦袋裡對這世界有繁多的評論與觀點。但事實上這些所謂我的思想，養分都來自前人無數的思想與說法，所謂專業者的我其實是我所吸取的養分所形塑出來的表象。此外，我過去在社會上的職業身分是老師。傳統社會對老師有對老師的期待，認為老師應該以身作則的教導學生做一個充滿正向能量的人，儘管現實人生其實複雜，很難有簡單的公式可以放諸四海而皆準。雖然後來的社會風氣對老師的期待基本上已經不是對教育者的期待，而是很大程度上轉變成對一個稱職的褓姆的期待，但不管如何，我的自由性格還是拒絕任何形式的外來壓力。**如果不能看破一切社會觀點對於一個人自我認知的滲透作用，所謂的我可能就只是別人的思想與說法的附身而已，當中包括別人對於我大量的「正向」假設。但我真的是這樣的一個人嗎？**

從這一個問題，我不時會想到另外一個實際生活裡經歷到的場景，背後是相當程度相同意義的問題。癌症患者難免會收到周遭親朋好友像是「你要加油」、「你要堅強」一類的打氣說法。這類的問候毫無疑問是出於一片誠摯的期望，不過相信很多人也讀到過另外一種說法，其中不乏專家的說法，就是關於病患本身心理感受的問題。

來自親朋好友的加油打氣，我都會表示感謝，都會告訴他們沒問題、不要擔心、我會很好的。但我知道，每位癌友的情況都不一樣，所以心理感受也不會完全一樣。醫學上對於癌症成因的大約歸納，一個人會不會罹癌，大部分都是運氣問題。因此，雖然在癌症的成因上還留下百分之二十或百分之三十是屬於非運氣的範圍，但聽在癌友的耳朵裡，所謂「你要加油」的問候會讓人有些感傷或委屈，好像暗示著他沒有加

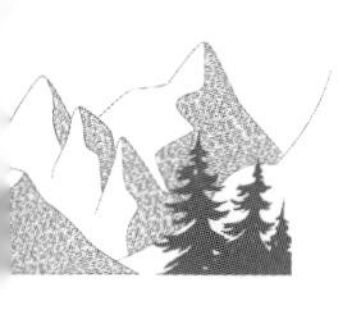

油、他不夠努力。特別是情況不好的時候，痛苦的感受是外人當下無法體會的，「加油」可能帶來更多壓力。

最極端的例子是對於身上滿是插管的末期病患，「你要加油」、「你要堅強」的說法帶來的可能只剩下折磨。總之，對於人罹患癌症，很多事情都很難說，當中有癌細胞的侵略態勢問題，也有被侵略者的身體以及心理感受問題。這樣的複雜並不是一個簡單的人生原則或勵志說法可以應對的。**我的意思並不是說，人碰到困難的時候不用積極，而是不管是要堅強或是要隨緣，最後重點應該在於尊重當事者自己安靜下的體悟。**

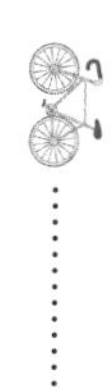

在最近一段日子裡，我又撥出時間來打坐。我曾經和一位長者老師學過打坐，從此以後每當碰到不管是身體違和或心情低盪的時候都會想到打坐，因為它會讓人有甦醒與某種程度治癒的感覺。後來我讀過《因是子靜坐法》才知道，當時老師所教的靜坐法就是《因是子靜坐法》書上所教的靜坐法，大致上是守住我們身上的固定穴位，以及似有若無的觀想能量在穴位之間的流動或衝動。看來到這個層次為止的靜坐，好像講的都是身體現象的問題，和心靈境地的形成沒有什麼關係。

晚近國外一位有名的靈性老師阿迪亞香提（Adyashanti）在《真正的靜心》（*True Meditation*）書上多少有把這樣的靜坐視為技術之學的意思。阿迪亞香提認為真正的靜心不是試圖控制，而是讓自己一切經驗「如其所是」，看看「我是什麼？」

阿迪亞香提所講的東西看起來在理論上是更上一層樓，因為對於人可能遇到的困境，如果不是自然放心，恐怕煩惱不盡。不過就我的經驗，《因是子靜坐法》所教的靜坐法在事實上的作用本來也就不是純粹技術之學，因為這樣的入門並不需要刻意有什麼階段的轉換，自然而然可以走到所謂「真正的靜心」的地步。

對於人生當中太多我們無知的艱難情境，輕易對人述說標準人生模式，可能是太天真，甚至有時是一種驕傲。關於情境的理解，人要理解別人很難。至於理解自己，可能更難，因為視角盲點更多。不管是自己或別人，處於艱困中的人如果不是靜靜探索真正的自我，不知道自我還有什麼機會可以解脫。因此**面對一個艱困中的人，如果**

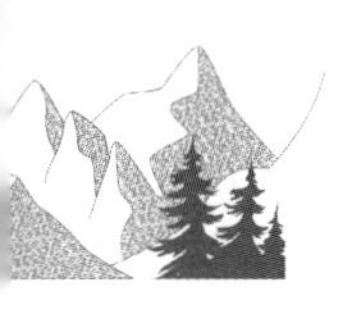

不知道要怎麼辦，尤其是不知道要怎麼開口問候才好的時候（其實絕大多數情況下都是如此），或許靜靜的陪伴著就好。自己陪伴別人是如此，自己陪伴自己也是如此。我們誰也不知道陪伴的結局是什麼，他（或你自己）的真相可能很強大，強大到讓你也感到驚訝。當然他也可能會放棄，但也是放棄得心平氣和。

在這幾天的經驗裡，儘管身體不舒服，我想告訴家人和朋友關於我從心底所聽到的聲音。那就是，至少在心情的擺布上頭，我一定可以，我一切都會很好。但我最覺得幸運的是，那是真的我。

03.12
星期二

放療15　孤單的時候做些什麼？

今天要做第十五次放療，醫院行程依舊。已經進入第三個星期了，我知道這些日子裡有很多朋友和學生牽掛著我的情況，另一方面他們又不敢來拜訪，甚至不敢來信問候近來狀況如何。大家應該是恐怕打擾我休息的時間，而且萬一我的狀況不好時，這探訪或詢問會不會讓氣氛變得很尷尬？這件事讓我心中很感激，也覺得很不好意思。其實就算情況不好，我會自己躺下來休息。我並不會覺得這有什麼可以讓人尷尬的地方。更何況，我也可能情況很好，我們可以一起喝杯咖啡。

在沒有人來「打擾」的日子裡，會讓人感覺自己好像變成是一個人在過日子，結果是你在這些日子裡必須有某種程度孤獨的能力。這樣的孤獨聽起來好像有一點讓人覺得無可奈何，但事實上，所謂孤獨根本不是我的問題。即使在這兩個月的放療期間，孤獨也不會是我的問題。

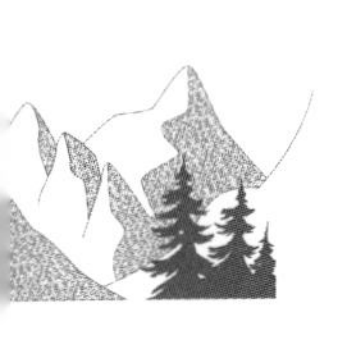

首先是最近這一段時間裡，我還是和江湖上的朋友們有一些未了的「塵緣糾葛」，因此很忙碌。那是大約兩個多星期前，幾位年輕朋友邀約我為他們準備出版的新書寫序。我已經很久沒有講法律或寫法律的東西了，但感動於年輕朋友為了心中的人權理念而永不放棄的奮鬥精神，再加上我在放療初始的一段期間裡，完全沒有感受到放療副作用帶來的不舒服，所以就答應了。答應了為書寫序的任務以後就開始閱讀文獻的工作，但是才過了兩天，放療在身上的副作用已經開始發作，我也開始擔心先前答應的寫序任務能不能完成，甚至懷疑先前答應為書寫序是不是答應得太快了。然而無論如何，總不能讓年輕朋友要出版的書開天窗，所以接下來即使身體不舒服，我都會抓空檔坐下來細細閱讀文獻資料，並且呼叫腦袋交出一些文字段落。似乎這也是移轉對身體不舒服的注意力的方法。

不講客觀上孤單不孤單的問題，即使沒有江湖朋友的「塵緣糾葛」，孤獨就會是一個問題嗎？其實說到孤獨，讓我比較頻繁感受到問題的存在是自從退休後，有些也快退休的朋友會問起：退休以後要做什麼？

我覺得這問題在形式上看起來會有一點讓人抓不到邊。當然一個人在退休前主要做的事情就是職務上的工作，但除了職務上的工作，這世界上也有數不完的事情可以做，當中有很多其實是我們退休以前就在做，或甚至是必須做的事情，譬如運動、烹飪、閱讀、藝術或參加粉絲團等等。退休後當然也可以（勵志一點）到醫院當志工，或是（墮落一點）自組全球走透透的旅遊團，那麼為什麼會有退休以後可以做什麼事的疑問？

這問題的緣起或許是，一個人隨著退休，可能失去原來職場關係裡外一群可以互動或必須互動的同伴，好像掉入一種形式上的孤獨。重點是像上面所說的，只要人願意，隨時都可以到醫院當志工，也可以自組全球走透透的旅遊團，不只解決可以做什麼事情的問題，也解決沒有同伴的問題。因此真正的問題應該是，**不管退休前或退休後，人需要一個人獨處這件事似乎不是容易的事情。這一個問題或許在一個人退休之前是被形式上的「團進團出」給掩蓋過去，直到退休之後才明顯被感受到。**

一群人在一起做一件事情的確也可以帶給參與者很多快樂，最典型的例子譬如各類的球賽或是馬拉松路跑活動。但有時候也不一定，譬如所謂的海洋音樂節，卻只剩下震耳欲聾的魔音穿腦，或是同窗或同事相聚，可能除了吃吃喝喝之外，已經言語乏

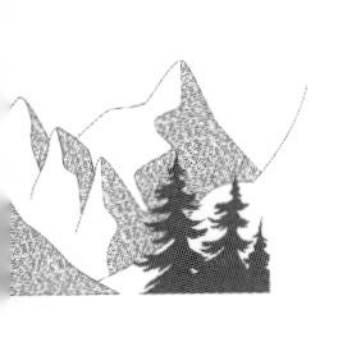

味。接下來的問題是，（先不論效益遞減的現象）即使說馬拉松路跑基本上不會碰到什麼讓人不愉快的經驗，但人總沒有辦法因為跑馬拉松可以讓人快樂，因此就天天跑馬拉松。那麼再接下來的問題是，如果一個人一年跑五十二場馬拉松而快樂五十二天，剩下來的三百一十三天要怎麼辦？

人在現實生活的絕大多數事情，本來就是一個人獨自在做的，例如看書、走路、健身、吃飯、打掃、拔草等等。所謂兩個人一起看書，其實是各看各的書，因為就算看同一本書，有人看懂了，有人看不懂。所謂我們一起吃飯，其實是各吃各的飯，因為兩個人不可能吞下同一顆茶葉蛋，或咀嚼同一塊生魚片。甚至一群人一起跑馬拉松，其實也是每一個人各自用自己的腿在跑，有人快得讓你看不到車尾燈，也有人慢得半途早就叫計程車回家了。**因此一個人孤單的時候可以做什麼的問題，問題其實在於孤單一個人的時候，自己可能就會快樂不起來。**

如果一件事情真的有趣，一個人獨自做這件事情就會很有趣，有時候甚至更有趣，因為你可以全神貫注其中，譬如閱讀或聽音樂。既然如此，應該說大部分事情都適合孤單一個人來做，因為要把事情做好本來就都要聚精會神。所以我除了喜歡讓我不會孤單的朋友，我也喜歡孤單一個人做事情，不管是慢跑、聽音樂或喝咖啡，更別說是看書或寫作。如果不是一個人自己靜靜的看書或寫作，那是要怎麼看書或寫作？

在全部屬於一個人可以做的事情裡面，閱讀特別有趣，也最有意義。**人之所以不喜歡孤獨，或許有一些沒有被我們覺察到的因素，那就是我們想要認識自己在這世界裡的實質狀態。**雖然人可以在鏡子裡看到自己的容貌，但人沒有辦法從鏡子裡知道自己是怎麼樣的一個人。其實這也是一些既有理論上的說法：人要認識抽象的自我，主要是透過別人的觀點來（直接或間接）認識自己的樣子。因此，譬如一個人自始獨自生存在荒島上，他就沒有機會知道自己是誰，沒有機會知道自己是什麼樣的存在。結果，一個自始獨自生存在荒島上的人如果不是呈現低等生物的無知狀態，所有知覺能夠感受到的世界或許就只剩下恐慌，否則為什麼人從本性上會急於尋找與別人之間的種種互動？

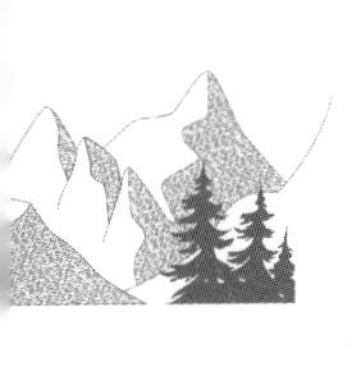

但講到人與人之間的相伴與互動，一群人一起吃吃喝喝或虛應故事時所彼此反射出對方的影像，比得上兩個人之間透過安安靜靜的文字所傳遞給對方的思想訊息來得更細膩、更清楚嗎？因此有人說閱讀使人脫離孤獨，但其實不僅只於此，閱讀更使自我成為一個清楚與充實的存在。

住在澄清湖邊的社區裡，出門時我大多是從鳥松家快走十五分鐘到忠誠路口去搭公車。有一天走到半路時忽然有一位先生開車從旁邊經過，把車窗搖下來問我說：「先生，我看你天天都在走路，你是走去哪裡？」我說我都是走路去搭公車。他說：「原來如此，真佩服你，我現在整天也不知道要做什麼。」我猜想他可能也是退休人員，告訴他說：「你也可以走路啊，這一段路很好走。」他向我揮揮手後就繼續開車走了。其實澄清湖邊住宅區這幾條路規畫整齊又有花有樹，特別是在有陽光的日子裡，不走路豈不可惜？

放療期間雖然少了親朋好友的探訪或邀約，但我感覺到，甚至就只是走路，也可以有自己一個人做些事情的樂趣。**人的生活際遇裡難免會碰到孤單的時候，但孤單並不寂寞，這是所謂的孤獨：一種深沉的享受。**

03.13
星期三

放療16 搶救肌肉的吃

今天是星期三，除了做第十六次的放療，還有門診。門診時醫師要我量一下體重，結果穿著鞋子站上去量，體重不到六十公斤。這樣的數字讓我稍微嚇了一跳，因為沒想到這輩子還會出現這樣的體重數字。我傳簡訊給伊娜，告訴她今天門診的情形。伊娜聽到我的體重數字馬上就說：「等一下你做完放療後，我開車去接你，先去新光三越吃牛排再說。」先去新光三越吃牛排再說？醫學研究報導常常說多吃紅肉也是造成攝護腺癌的主要原因之一，那麼我們現在真的要去吃牛排嗎？

我知道有很多所謂的美食我都已經不適宜再吃了，但捉弄人的是，今日的生活裡無處不是美食。有一次和醫師說到飲食問題，最後我說以後就不再吃像烤豬腳、德國香腸、炸薯條、蛋糕或冰淇淋這樣的東西了。我講完話時心裡以為醫師應該會點頭稱是，但是醫師只是笑笑的回我一句話：「沒那麼簡單！」雖然這句話讓我感覺醫師好

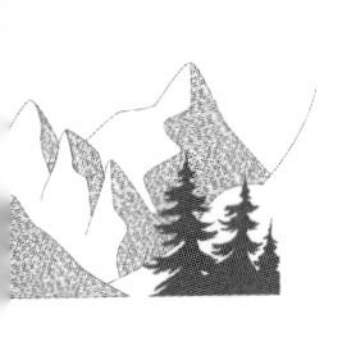

像有一點不以為然，但其實醫師並不是不以為然，只不過醫師看過成千上萬個病患，應該最清楚，要病患忌口很難，所以不如早一點讓病患認清這殘酷的事實，以免病患偷偷大快朵頤的時候良心上會自責過深。

因此我也很認同網路上看到的一位醫師的建議，他說如果你有意要戒甜食，那麼你最好不要野心過大，不要設想自己有辦法永遠不吃甜食。比較可行的辦法是把目標設定在戒甜食三天就好，因為這樣比較容易達成目標，而如果達成目標，再想要怎麼設定下一次的目標。

飲食控制的實踐意志力是飲食控制上最終極的問題，但除此之外，關於飲食控制理論上的應該吃什麼以及不應該吃什麼的問題，一樣會給人帶來一些疑問。每一個人的身體情況都不完全一樣，飲食問題的處理本來就很難一概而論。但即使對於情況相同的一個問題，資訊平台上也會出現不同的說法。甚至有時候，相當程度經過科學形式驗證的說法，也會讓人看不懂，到底所謂科學給人的答案是什麼？這樣的問題並不是只有在罹癌的飲食問題上才如此，而是任何醫學或甚至科學問題的本質就是如此。

比喻來說，早期醫學上相當普遍的說法是，吃葡萄糖胺可以幫助改善膝關節障礙的問題。我自己因此也買過葡萄糖胺來吃，並且也感覺到膝關節明顯舒服了很多，甚至我開始又可以跑、可以跳。問題是現在的醫師或醫療資訊幾乎又一面倒的說吃葡萄糖胺根本無效。吃葡萄糖胺根本無效？那麼我吃葡萄糖胺以後膝關節疼痛症狀的改善，開始跑、開始跳是怎麼一回事？後來的醫學研究說，那是安慰作用，不是真的。安慰作用？那莫非我的跑也是安慰跑，跳也是安慰跳？我開始懷疑起自己，原來（雖然我是大學教授）我的腦袋是有問題的，原來我被葡萄糖胺欺騙了那麼多年自己卻還不知道。

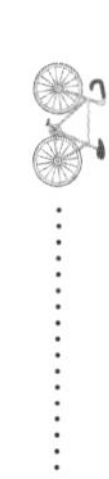

自從知道自己罹癌之後，關於癌症病人可以吃什麼、不可以吃什麼的問題，我開始注意各種醫學研究報告的訊息。但除此之外，網路上還可以看到各種神奇祕方的說法，不過這些可以快速治療癌症的神奇祕方讓人看了也不知道要怎麼說。就像網路上時常出現各種關於健康或長壽的影片，當中可能有人去探訪一位百歲人瑞，這位百歲

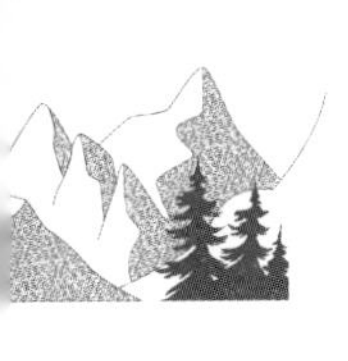

人瑞的生活習慣是每天都要吃一顆蘋果，因此影片的結論是，人瑞長壽的祕訣就是吃蘋果。問題是說話的人好像沒有注意到，很多經常吃蘋果的人並沒有長壽，也有很多長壽的人很少吃蘋果。更不必說如果人瑞生活的另外一個習慣是天天追韓劇，那麼是否天天追劇（而且追的不能是日劇）也會變成是人的長壽祕訣？這當然只是一個低級錯誤，但不說低級錯誤，由於人體自身和存在環境的複雜，所以**即使是現代嚴謹的醫學，對於世界上一切蛛絲馬跡的理解本來就不可能沒有侷限，所以遇到問題往往也會有不同說法出現**，譬如關於做放療或化療的癌症病患要不要吃麩醯胺酸的問題。

在理性模式底下，我們現在的飲食基本上走的是合乎比例原則的健康路線。譬如醫學上幾乎已經成為定論：紅肉油脂不利於心血管，也不利於癌症的控制，所以我們就盡量少吃牛肉或豬肉，在蛋白質的需求上保留雞肉和魚肉。除此之外，就多吃不同蔬食及堅果類，最好是Omega 3或Omega 9，但不要多吃Omega 6。另外一個我們注意減量的東西就是醣類（所謂低碳飲食），包括甜食的糖，也包括澱粉類，像是人們以往都視之為主食的白米飯、白麵包、白麵、白饅頭等。低碳飲食是近來醫學資訊上相當一致的說法，特別對於癌症患者而言，醣是癌細胞的最愛，自然不能多吃。至於最近流行的所謂生酮飲食，以大量的油脂類取代澱粉類，可以說是最高強度的低碳飲食。不過醫學上對於高油脂在膽固醇方面可能造成的副作用，也是教人要多所警惕，所以我們並沒有跟隨生酮飲食路線，而是遵守單純的低碳概念。這樣的低碳飲食，一開始會有一些不習慣，好像沒有把自己餵飽，但漸漸的也感覺好像還不錯，而且會有減脂的功效。

關於水果，護理師曾經特別提醒我，水果的甜是健康上很大的致命傷，所以對於西瓜、鳳梨、釋迦、芒果、香瓜、葡萄、蘋果、水梨、柑橘等等，都必須注意。因此剩下來還可以吃的水果不多，勉強有牛番茄、藍莓、木瓜或不甜的芭樂。當然營養師都會說，水果不是不能吃，但必須限量。營養師們應該自己也知道，說要禁水果是不可能，所以只能說限量。我現在的做法是，喝咖啡的時候搭配水果。原本健康上喝咖啡最好就純喝咖啡，不要再搭配任何甜食，但喝咖啡不搭一些甜食就好像吃臭豆腐不加醬料，也好像吃春捲不加花生粉，不只是殘缺，而是人生回歸一片灰色。那麼既然喝咖啡必須搭配一點甜食，搭配水果至少不會像搭配蛋糕那麼讓自己有罪惡感，因為水果裡面至少還有人體健康所需要的纖維素。

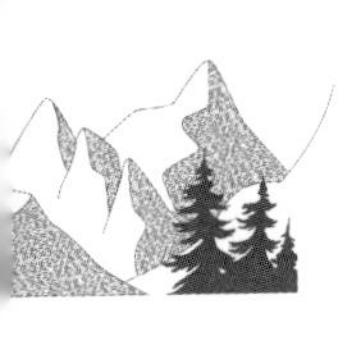

也有朋友建議改吃素。大約二十年前，我因為腸胃的問題也曾經嘗試過吃素，不過沒過多久，健康檢查報告馬上顯示維他命B的嚴重缺乏，同時醫生也告訴我要注意蛋白質的問題。雖然早期對於吃素容易造成蛋白質失衡問題的說法是，從素食裡也可以攝取足夠的蛋白質，特別是豆類。不過後來我又讀到的資訊是，動物性蛋白質和植物性蛋白質雖然都是蛋白質，但是它們所內含的元素還是不一樣。簡單講，植物性蛋白質不是全面性的蛋白質，而動物性蛋白質裡頭一些元素對人的腦部運作而言極其重要。如果這些元素失衡，很可能會導致腦部疾病，譬如說憂鬱症或甚至失智等。面對這些不同資訊，我不是學醫，無法也不想花時間去做客觀判斷。整體而言，不管是什麼說法，都是來自醫學單位研究的說法，而可能產生腦部疾病這件事對我而言已經是一個難以承受的風險，所以我們採取間歇性吃素，但並沒有考慮固定的吃素。

烹煮方式上，我們有時候會煎鮭魚或鯖魚，除此之外就減少用炒或用煎的方式烹飪食物，更不必說是炸物，特別是外食炸物。當然這會犧牲掉一些美味的需求，譬如說我們喜歡吃蘑菇烘蛋，現在多少要改吃水煮蛋。不過這也不是沒有好處，不僅比較健康，而且烹煮手續簡單。水滾煮五分鐘，關火燜四分鐘，然後取出浸泡冷水，基本上煮出來的蛋就會穠纖合度。其實不管煮什麼，烹煮要健康又省時間，可以全部東西先後一起清蒸就好。雖然清蒸食物對很多人而言好像美味有所不足，但新鮮食材做出來的東西自然會有它的原味，就好像德國的小麵包一樣，不用添加桂圓攪局，自然會透出麥香。

然而做放療階段的身體，特別是感覺不舒服或甚至厭食的時候，我必須說，所有的飲食原則就只是原則，有時候你會處於一種特別複雜的時刻。譬如說咖啡，我在開始做放療時請教醫師關於飲食的第一個問題就是，可不可以喝咖啡？在放射線治療手冊中清楚寫著，放療期間要避免菸、酒、咖啡、辛辣等刺激性食物。我對這一個注意事項十分在意，因為放療期間總會碰到程度不一的辛苦階段，如果被容許在這一段日子的某些空檔裡坐下來喝一杯咖啡加一塊蛋糕，那麼至少還可以保留一些心情放鬆的空間。後來讓我感到驚喜的是醫師告訴我，只要注意喝咖啡不要過量（否則我同時進行中的賀爾蒙治療很容易造成骨質流失），而且喝了不會有不舒服的反應，事實上甚至可以說咖啡是好東西。聽醫師這麼說，我的心情瞬間浮現一抹輕鬆的土耳其藍，這也是我在放療期間的午後經常坐在咖啡廳一角的原因。

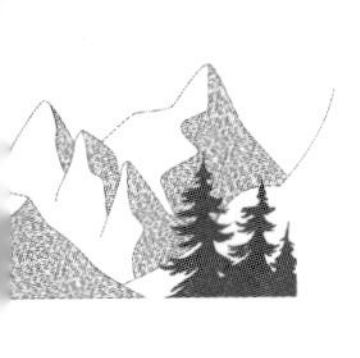

為了對抗肌肉的流失，放療期間的飲食首要就是補充蛋白質，最好是魚、雞肉或雞蛋，但我覺得偏偏在放療期間最吃不下去的東西就是蛋白質。即使是雞蛋，可以吃得下去的也只有蒸蛋。我想到做重訓時教練建議我吃的蛋白粉。蛋白粉雖然不能完全取代一般生活中的蛋白質食物，但在眼前這段非常時期，至少也有某程度的取代作用。但是蛋白粉有口味問題，而且在做放療的期間，對於食物的口味會比較敏感，不管是蛋白粉或其他營養補充品，口味不對就很難吞得下去。我自己覺得原味蛋白粉會有一些化學味道，所以我大多挑巧克力口味的蛋白粉。巧可力口味雖然是甜，但總比什麼都吃不下好。

如果真要嚴格遵守健康概念，在放療這一段期間應該只能在家裡飲食。但現實問題是，當身體不舒服的時候，心情很難承受健康概念的束縛。這時候心情需要的是歡樂的鼓舞，因此比起家裡飲食的單調性，美食街的東西可能比較可以激起一些飲食的慾望。雖然美食街的美食百分之九十以上都是抗癌時期應該避免的，譬如食材上的牛肉、豬肉、羊肉或生魚片，以及烹煮方式上的燒烤或油炸，但是在搶救肌肉大作戰，同時又是身體厭食的緊急狀態下，只要是能吃得下去的東西，還能顧慮什麼呢？不過我保證，等非常時期過去，我不會多吃牛肉這些東西。

所以今天這一餐，我們還是去新光三越吃七分熟的原塊牛肉飯。很奇怪的，雖然說食慾不佳，但咬下七分熟牛肉塊的時候，我還是清楚感覺到這牛肉飯的美味。

關於癌症的成因，我曾經在網路上看過一個醫生很直接的說，遺傳因素和外在環境因素（吃的、穿的、住的、用的、空氣等等）兩者加起來大約占比百分之三十四，另外百分之六十六的占比是運氣，也就是原因不明（其實相關統計的不同說法很多，差異甚大，而且不同的癌症會有不同的呈現）。如果按照這樣的分析，先不論基因免疫療法的事情，既然人對遺傳因素沒有辦法，對運氣好壞也沒有辦法，那麼對於剩下百分之十幾占比的可控因素（譬如要不要吃紅肉或要不要吃蛋糕）的處理，固然應該留意健康法則，但也不必做到無限上綱的地步。畢竟癌細胞在八成以上的情況下對人的攻擊是讓人莫可奈何的，那麼人也沒有意義為了趨吉避凶而自己步步驚魂。**因為到頭來，生活的意義就在於愉快。如果一個人必須用盡一切生命的愉快去換取生命的延**

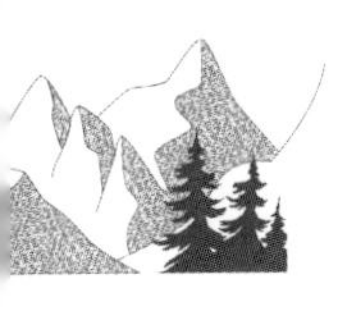

續，那麼人活下去的意義是什麼？

可不可以吃什麼？要不要吃什麼？這些問題最後其實不單純就是健康科學的理論問題，因為困難的地方在於人的情緒上對牛排、德國豬腳、臭豆腐、咖啡、蛋糕、冰淇淋、烤香腸等等美食的難以抗拒。雖然臣服於美食的態度說起來是所謂不理性，但理性或不理性也是一種屬於有刻度概念的東西。如果每一個人的身體和情緒情況都不一樣，那麼理論上吃了某種所謂致癌食物，這種行為的不理性程度應該也是有高有低，因此說到底就是分寸的問題。或許在某種非常時期裡，不管是牛排、豬排或臭豆腐，只要吃得下的東西都可以吃。至於等到週末喝咖啡時偷吃一球冰淇淋，應該也無傷大雅。

03.14
星期四

放療17 搶救肌肉的動

早上洗臉刷牙的時候看到身上肌肉的萎縮，因為鏡子裡的肩膀明顯小了一號。從去年開始做重訓的經驗告訴我，現在想要增加肌肉，基本方法就是強度運動和補充蛋白質。補充蛋白質的問題先不說，反正現在的情況下，只要是能夠吃得下的時候和能夠吃得下的東西就吃。但是運動呢？

我一開始的擔心是，放射治療之外同時進行的賀爾蒙治療可能的副作用之一就是骨質疏鬆，那麼會不會因為骨質疏鬆的關係，反而造成強度運動時的危險性？我問過一位腫瘤科的醫師，醫師回答說，除了要多吃，還應該做更多的運動，把流失的肌肉補回來，或者至少是讓肌肉不要流失太多。再說，骨質疏鬆並不是眼前就會發生的事情，而且也不是每一個做賀爾蒙治療的人都會造成骨質疏鬆的結果，甚至也可能就是因為長期沒有做運動才造成骨質疏鬆的結果，所以我還是要用多運動、多曬太陽來保

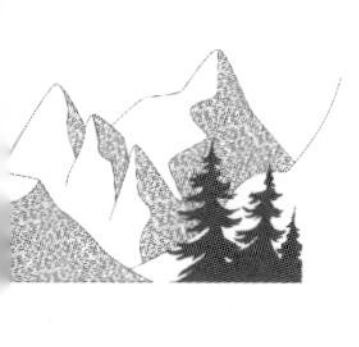

護骨頭。

關於肌肉的流失，不管是對於癌症患者或一般年紀大的人，醫師或醫療資訊給的建議都是要多做重力訓練，而不是只有走路或甚至只是散步就可以。我還看過一位醫師寫的一本書，說他自己如何靠著深蹲的練習度過兩次重大癌症的侵襲。當然關於癌症有效治療的因果關係其實是不容易認定的，所以雖然有很多人或甚至很多醫界的人都有自己特別的說法，但我們不一定要將這些說法都當作醫學經典理論來看待。**只不過，多做重量訓練對抗肌肉流失的概念再怎麼說都不會有錯，所以這樣做是不是同時可以對抗癌症的問題就不是那麼重要了**。

在開始做放療之前的一年時間內，我和伊娜找了一位私人教練到家裡來教我們做重訓。開始做重訓之後才深刻的感受到，要做重訓的確要有教練來教學，因為重訓的動作只要稍微有一點使力點或使力角度的偏差，不僅會使訓練無效，更嚴重的是很容易受傷。在做重量訓練這一段期間，雖然我並沒有（也不想）變成大隻佬，但肌肉結構有一些清楚的轉變，負重能力也增加了。我沒辦法自己斷言說這些重量訓練對於現在進行的放療是不是有相當程度的支撐作用，但就我看到的一般醫學上的說法，這些身體結構基礎的強化和後來接受放療的耐受度，之間的關係應該是肯定的。

重量訓練最好要有一些訓練器材。雖然不需器材就可以做的重訓運動也很多，譬如深蹲、捲腹、棒式、側棒式、橋式、伏地挺身等等，不過器材的使用會讓重訓更有趣。對多數人而言，槓鈴或啞鈴的重量數字會讓人躍躍欲試的想要去挑戰它。去年我們上重訓課時，教練也不時用這些不斷往上加的公斤數挑動我們的虛榮心，一直叫我們要購置重量更重的套件組。但教練也很快就發覺，我們兩個人真的是很謙虛的人，我們不會愛好虛榮。

按照教練的說法，舉重重量不停止的增加才能使肌肉狀態維持在一定的水準。譬如這一次舉三十公斤，下一次至少就要舉三十二公斤，否則如果下次舉的還是相同的三十公斤，對肌肉細胞已經沒有刺激作用，肌肉自然會萎縮。我可以理解教練所說的道理，教練只是希望我們操練出肌肉可能的最佳狀態。但就我們對自己整體生活形態的定位而言，我們不是真正的運動員，肌肉只要處在可以讓我們的生活感到滿意的狀態就好，不到達最佳狀態也沒關係。至於肌肉可能萎縮的問題，反正當我們因為工作忙碌或長途旅行而放下運動一陣子的時候，理論上肌肉自然也會萎縮一陣子，那時候

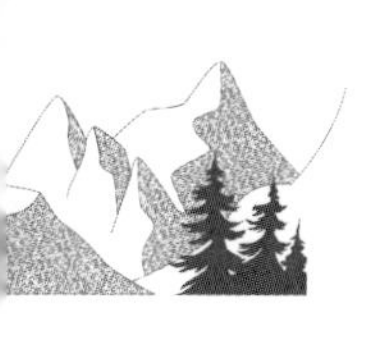

再回頭來舉三十公斤的重量，理論上應該又會重新產生刺激作用。

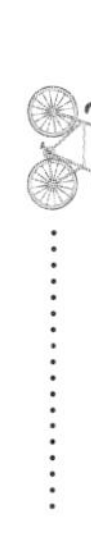

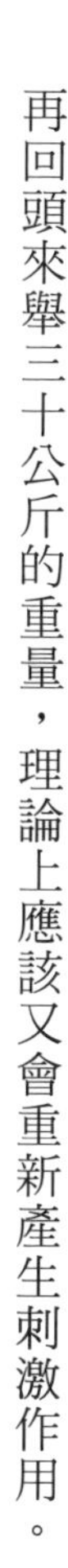

放療期間的體力難免會下降，要舉起更加能夠挑戰自己的重量大概不太可能。儘管如此，如果可以讓自己的舉重能力盡量維持在某一個固定的水準，至少也是達成了緩和肌肉流失的功效。只不過這兩個月暫住高雄，沒有家裡的器材可以使用，比較不好做重量訓練。還好當初有開車回台東一趟，簡單帶了一個壺鈴和一條彈力束帶過來。在克難的情況下有一個壺鈴可以舉重、甩重，可以訓練核心，有一條彈力束帶可以螃蟹走路，可以訓練腿肌，也算是很有用了。

不過教練所說的持續維持刺激作用的道理在另外一個面向上應該是更重要的，那就是做運動不能只做有氧運動或只做無氧運動。因為我們的身體結構有不同面向的功能，因此做運動也有不同面向的需求。無氧運動的重訓關係到肌肉和骨骼強度的維持。有氧運動的跑步、健走、游泳或騎腳踏車則關係到心、肺、血管、新陳代謝等功能的正常運作。所以運動專家經常給我們一個建議，除了強度的變化，無氧運動和有氧運動必須兼顧，最好輪流做。

其實應該說，運動是整體身體狀態的綜合表現，一旦失去（無氧運動）肌肉或筋骨系統的支援能力，要做有氧運動的跑步可能不太跑得動。一旦（有氧運動）心、肺、血管等後勤支援的功能不濟，要做無氧運動的舉重挑戰也會有相當的危險性。

我喜歡游泳，但因為時間和場地的限制，基本上就比較沒辦法再下水游泳了。至於慢跑，放療期間的體力受到影響，要再像以前一樣跑步是有些難度，於是我就維持每小時走六公里以上的健走習慣。走路是很基本的運動，說起來好像稀鬆平常，但其實走路並不是走路而已，走路也有走路的方法。走路是用全身在走路，而不只是用腳在走路，更不只是用膝關節在走路。走路除了要有姿勢，也要先做好核心肌群訓練。

以前太極拳老師曾經教我們走路的方法。我們每移動一步時，身體都要回歸到一個對應狀態，就是想像腦袋的中心點、脊椎骨的末端和腳後跟三個點必須落在一條垂直線上。這樣的狀態是身體筋骨和肌肉最不容易受傷的狀態，是最有效的使力狀態，也是氣息最容易順暢的狀態。這麼做的時候，由於思想的集中，心情也容易平靜下

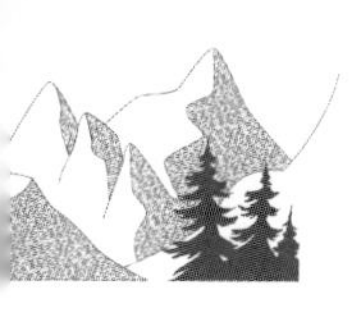

來。做這樣的練習只能慢慢走，不能直接用來走遠路，但這樣的練習有很大的作用。

在我一、二十年前開始做慢跑運動後也發覺，很多運動的身體原理是很接近的。如果用錯的方法，不僅費力、無效，而且容易傷害膝關節。用現在比較科學的說法，如果不是先鍛鍊核心肌群，然後用核心肌群去帶動身體其他部位互相協調的動作，那麼由於代償作用的關係，只能過度偏勞特定部位的犧牲來完成身體動作的任務。

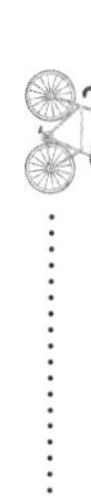

在我做過的運動裡，獨木舟裡的愛斯基摩翻滾可以說是核心肌群運動的典型。我第一次划獨木舟是在德國多瑙河。第一次的獨木舟經驗，下水不到幾十公尺遠就翻船了。人在獨木舟裡翻船的狀態就是接近倒栽蔥的狀態。之前在電影裡頭曾經看到愛斯基摩人划獨木舟時會做出愛斯基摩翻滾的動作，我當時不解，這神奇的動作是怎麼做出來的？猜想應該是獨木舟的設計本身有特殊結構原理，讓它在翻船的時候會自動復歸原位。於是當我翻船，一邊倒栽蔥停在水裡一邊憋氣的時候，就試著靜靜的等待，等待船身自動復歸原位。結果時間一分一秒過去，但我發覺船身並不會如期待中的自動復歸原位。我想一想，再這樣等下去也不是辦法，只好趕快自己拉開座艙裙脫困。後來我去上了愛斯基摩翻滾的課程才知道，那就是瞬間用力轉動腰部的動作帶動船身，加上水平持槳從水面垂直下壓的動作加起來所形成的效果。原來艱難挑戰動作的祕訣，百分之九十就在核心肌群的瞬間爆發力。

獨木舟的愛斯基摩翻滾，這種看起來很炫的運動可以是一種藝術，但**其實走路這種看起來簡單的事情也可以是一種藝術**，尤其是我喜歡的北歐式健走。我平常就會把一副北歐式健走杖放在汽車上，所以在高雄這兩個月裡，健走杖也大大發揮了它的效益。健走杖是一個很好用的東西。當我年紀大到沒有辦法做重訓，或者因為種種因素也沒有辦法做其他運動時，我最後可能做的一種運動應該就是拿健走杖健走。

比起幾乎其他任何運動，拿健走杖走路的第一個好處是沒有場地限制，哪裡有路走，哪裡都可以走。第二個好處是它是全身均衡的運動，鍛鍊手、鍛鍊腳、鍛鍊腰背，也鍛鍊腹肌，算是有氧和肌群訓練的運動都做到了。也因為這是用全身體在走路，所以減輕了身體局部的壓力，特別是膝關節的負擔與傷害。有人以為健走杖和一

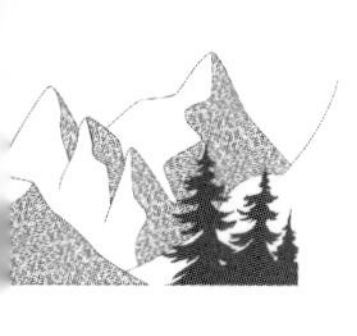

般老年人拿的枴杖一樣是走路的輔助器材，但其實兩者概念不一樣。前者屬於運動器材。以相同的速度而言，拿健走杖走路所耗費的體力比單純走路所耗費的體力多出大約三分之一。

唯一我覺得需要注意的是，健走杖本身標示身高刻度上所建議的手杖高度，應該就只是一個參考而已。實際上使用的時候，最好還是要依據個人的使用狀況做調整。我先前按照健走杖本身刻度的建議設定高度，結果健走時因為容易造成聳肩，也造成肩頸肌肉緊張或甚至痠痛的結果。後來降低了大約十公分，走起來肩頸感覺就輕鬆多了。當然設定高度也不能太低，否則就會失去拿健走杖走路的效果與意義。

這副健走杖陪伴我大約有十五年的時間了，我喜歡像滑雪一般撐著它左一下、右一下交替往前推進。**一趟一個小時的健走下來，感覺到的不只是心理快樂，連身體細胞也很快樂**。特別是在做放療這一段期間，在努力搶救身上流失肌肉的每一步滑行當中，我深深感謝手上的健走杖給我的加持。

03.15
星期五

放療18

再見竹田車站

今天是小週末，做第十八次的放療。最近這兩個星期的時間裡，身體受到放療副作用的侵襲，時常處於不舒服的狀態。但就是因為不舒服，要更注意飲食，也要注意運動。加上這幾週正好還有答應朋友要為新書寫序的任務必須完成，感覺生活有一點緊繃，很想出去走一走，透一口氣。考慮到目前的體力不方便跑太遠，所以去近郊走一走就好。

我們想到可以去造訪移居台東之前住了兩年的屏東內埔。內埔就在高雄旁邊，幾乎沒有距離。我們從中正交流道上高速公路，沒幾分鐘就接上八八快速道路，快速道路走到底就是進入內埔和竹田的交流道出口。

回到內埔，第一個想去的地方，就是六、七年前住在內埔時的「舊家」。我們刻意開車沿著舊時走了幾百次的鄉道再走一次，一路上心裡一直想著，離開內埔那麼久

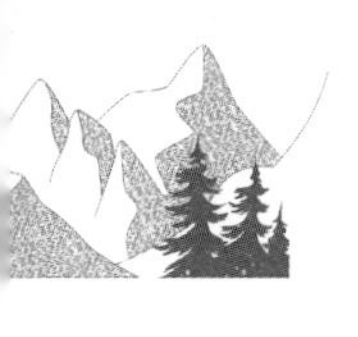

了，這裡的一切不知道會不會有什麼變化。不過其實沿路兩旁櫛比鱗次的農舍、住家和庭院不斷勾起我們的回憶，因為我們對這一切都如此熟悉，特別是半路上還看到那一塊「ＸＸ練歌坊」的特大號招牌。

屏東境內從麟洛、內埔、竹田，一直到潮州一帶的鄉村風光，始終是我們很喜歡做為住家的地方。不只自然景觀的翠綠，這裡的農舍最帶有人文氣息，和我們之前或之後所住過的其他地方都大異其趣。這一帶的農舍大致上是自地自建，而且是蓋來自己住的，所以講究低調的美觀、生活的舒適，以及施工和用材的實在。我們開車經過中正路一直到富豐路，兩邊住家無論新穎一點或破舊一點，住在裡面的人無論是在工作或是在休息，彷彿都怡然自得。雖然每次坐火車經過內埔、竹田這一帶時，你也會發現農地上種滿了檳榔樹，理論上是比較不利於水土保持的淺根植物，但其實這一帶的地形都是平原，而不是山坡地，所以應該不會有水土保持上的問題。

檳榔樹林經常讓我想起內埔鄉立游泳池，五十公尺水質清澈的標準游泳池，四周圍繞的盡是檳榔園，游泳時有在森林裡游泳的奇妙感覺。加上鄉下地方人口少，大多數時候一個水道只有一兩個人游，自由無限。當時我購買的回數敬老票，一次游泳只要付台幣十七塊錢。這是我最懷念的內埔風情之一。

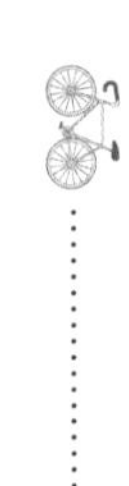

我們從富豐路右轉自強路，沒多久就到了舊家，舊家看來依舊。車子經過熟悉的家門口的時候，正好看到一個女生出來領取外送員送來的餐食，應該是現在房屋的租客。後來聽路口的秀蘭姊說，現在這房子的房租漲到一萬五。秀蘭姊的意思是在鄉下地方，這房租很貴。但其實她不知道，住在這寬闊又挑高的斜屋頂兩層樓裡，進門聞到的是一屋子的木頭香，晚上睡的是「紅眠床」，白天吃喝和工作在色彩鮮豔的餐廚間，窗子打開是帶有花香的檳榔園。這樣的家，我們當時付的房租是每月一萬二，和後來在台東找房子時所經驗到的價格行情比起來，這頂多是半價。

我們停好車子，下車先回頭看雄偉的大武山。今天的大武山清晰可見，不像空氣不好的時候，大武山會直接從地表消失。我們等不及要走過馬路，去看六、七年前的老鄰居，這也是此行的重點。

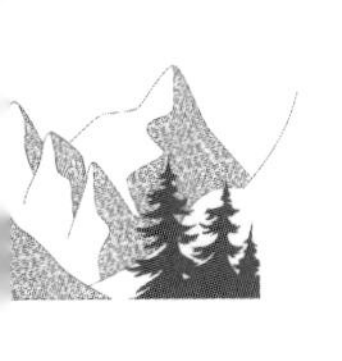

正要過馬路時就看到粿條店的老闆娘。老闆娘和六、七年前一樣，兩隻手左左右右不停的忙著煮麵、燙青菜。兩位年紀看來已經五、六十歲的幫手裡裡外外忙著切菜、端菜、洗菜和洗碗盤。我們走近料理檯時輕輕喊：「老闆娘，好久不見！」老闆娘抬起頭來，一開始的笑臉一下子變成驚訝，連聲「啊……啊……啊……」，好像不知道要怎麼講話。沒錯，是我們來了。我們簡單點了今天中餐的湯粄條、高麗菜封、豆皮和蘿蔔，一邊吃飯一邊和老闆娘寒暄，不斷的互相說：「你（們）都沒變，都還那麼年輕。」但說實話，六、七年過去了，我們都清楚，容貌不可能原封不動。看著老闆娘繼續煮麵，我又想到還住在這裡的時候，有一陣子因為腳扭傷打石膏，行動不方便，是老闆娘每天中午端著中餐走過馬路送餐到我家。

向老闆娘告辭，又去馬路口轉角的檳榔攤看秀蘭姊。我退休剛搬到內埔的時候，就看秀蘭姊天天顧著路口的檳榔攤，還有賣一些冷飲或零食。秀蘭姊年紀可能比我大一點，鄰居左右都稱呼她「秀蘭姊」。秀蘭姊說自己從年輕開始就做粗活，所以身體很健康，現在還是什麼工作都能做。不只如此，秀蘭姊喜歡穿短裙，應該是屬於開朗的個性。我們稍微熟識之後，當我從家裡走路去內埔老街吃飯或走路回家的時候，秀蘭姊好幾次騎機車從我旁邊過去，都會大聲問我說：「這樣走路很遠，我載你（回）去好不好？」不過我從來沒有被秀蘭姊載過。不是說怕這樣雙載會被人家說什麼，而是我不知道秀蘭姊騎機車是用駕駛執照在騎，還是用國民身分證在騎。

今天秀蘭姊一看到我們來，從冰箱裡拿了兩罐冰咖啡要請我們喝，接著又告訴我們說，先前我們搬家時留下來送給她的洗衣機用了很久，用到幾個月前才剛剛壞掉。其實我們根本已經忘記搬家時把洗衣機送給她的事情，沒想到她記在心上那麼久。最後當我們要離開的時候，秀蘭姊一再叮嚀，有空一定還要回去看看大家。

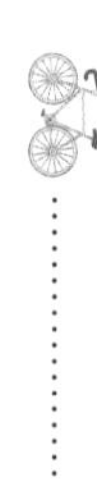

告辭秀蘭姊後，我們前往最懷念的竹田火車站。以火車路線來說，我們當時在內埔的住家坐落在西勢火車站和竹田火車站之間。雖然住家距離西勢火車站比距離竹田火車站近了一點點，而且對南下的火車而言，竹田火車站也比西勢火車站多了一個站，但每當有朋友坐火車要來拜訪時，我們都會跟朋友約好在竹田火車站等他們出

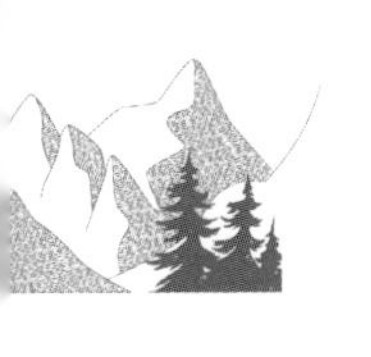

站，只因為竹田火車站是我們心中全台灣最美麗的火車站。

朋友坐火車來到竹田，出了火車站後什麼話都不必說，第一個動作就是拍照。雖然竹田火車站有增建新的站體，但是依舊保存前面古老的車站模樣。重點是，車站前面古木參天，讓人感覺像是走進森林裡。森林裡保存著古老的浴池間，浴池裡的水是從浴池間外一口大古井打上來的水，通過粗大的管線引入池內。浴池間再過去，是古時候鐵路員工的木造宿舍，今天已經改為文創用途。

內埔、竹田一帶的居民多是客家人，所以車站的裝飾不時充滿客家文化元素。我們還住在內埔的時候，有時為了搭火車，有時為了迎接訪客，經常會看到車站前面有老師帶著一群小朋友拉小提琴的表演。遊客們駐足在樹叢中一棵巨大的玉蘭花樹下，季節來時就會聞到空氣中的玉蘭花香。如此有綠意、有琴韻，又有香氣的地方，讓人很難放開腳步真的離去。當我們從竹田火車站帶著客人回到家時，時間都會慢了半個鐘頭到一個鐘頭。

今天在隔了六、七年的時光之後再度造訪竹田車站，並沒有看到小朋友拉小提琴，但車站、古木與光影的美麗依舊讓我們觀望了很久，接著再次走進車站斜對面，古老倉庫改建的咖啡屋，像以前一樣坐在裡頭靜靜的看著周圍的花草、樹木、陽光，和過往行人的歡笑。雖然時光飛逝，但這裡的氣氛好像永遠封存成這個樣子。

喝完咖啡，時間已經不容我們再次進入舊時光中單車國道下的哈利波特魔法世界，無法再去品嚐興家坡銷魂的醉雞和豬腳，以及飯後坐在隔壁林間矮桌矮椅上吃豆花。對於今天不能再度造訪的地方，話是說還有機會，但如此結束這一趟的故居行，心深處好像一直覺得缺漏了什麼東西，但很矛盾的又好像覺得這樣也無妨……

我記在心上的是內埔老街一家做酒釀湯圓的客家老阿嬤。七、八年前去吃酒釀湯圓的時候，老阿嬤已經九十好幾，但是神采奕奕的和我們一起坐在桌子旁，問我們酒釀湯圓味道如何（那是阿嬤傳給下一代、下兩代的東西），問我們從什麼地方來、生活習慣不習慣一類的。吃完湯圓後，阿嬤帶我們一邊參觀他們古厝後廊美麗雕花的建築結構，一邊連結到她年輕時念女中和半路上躲空襲轟炸的故事。待了大約一個小時，準備要離開時，阿嬤要我們等一下，說她要送我們一樣東西。結果阿嬤拿了一張白紙和一枝鋼筆出來，在紙上寫了娟秀的一行字：「明天の風は明天ガ吹し。」她還向我們解釋文字意思，告訴我們一定要記住，快樂過好今天的日子。那張字條是我永

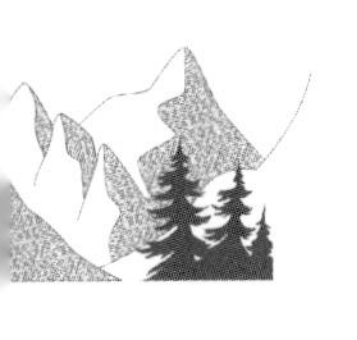

遠的珍藏。算起來，阿嬤現在應該差不多一百歲。想了一下，我們用今天時間不夠做理由，沒有再去看她。

……………

內埔鄉下是一個雞犬相聞又有合理的人情味的地方。說來令人不敢置信，當我們快要搬離開內埔的時候，有一天傍晚我去少女祈禱車丟垃圾，突然隨車的清潔隊員站在車上問我說：「聽說你們要搬走了？」奇怪，我們都想不起來有特別對誰說我們要搬家的事，為什麼連內埔鄉公所的清潔隊員都知道我們要搬家了？

還住在內埔的時候，我們自認在內埔居住的兩年應該就只是過客。但很奇怪，從離開內埔那一天開始，一直無法忘記內埔的一切，好像我們已經把心遺落在那裡。在要離開內埔的最後幾天，鄰居一直慫恿我們把家後面檳榔園那一塊地買下來蓋房子，因為地主也正想要賣地。但這事說起來會有一些遺憾，雖然內埔、竹田一帶是風光明媚又人文氣息濃厚的地方，但隨著東北季風移入和地形地勢的影響，這裡的空氣品質經常是紅字，因此我們才不得不帶著萬般不捨的心情離開內埔。

今天再次回去內埔看看舊家，看看鄰居，看看竹田車站，也好像看到以前的自己。我說不出心中的滋味，只好說人生如夢。

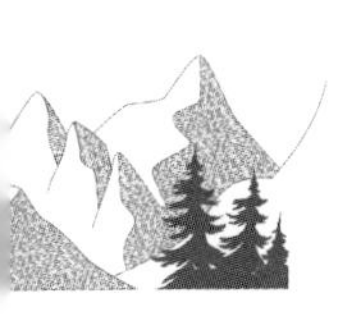

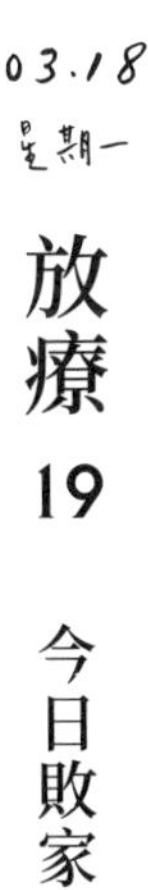

放療19 今日敗家

今天做第十九次的放療。到現在為止的身體不適，是時好時壞，但很幸運的，都還可以接受。只是對於肌肉流失的情況，我不知道會持續多久。肌肉流失的情況可能隨著療程結束而過去，但相對的，我也看到有些癌友的消瘦好像變成身體固定的樣子。然而對於這一些事情，再多想也不會有用。

這些日子裡，就是試著盡量吃好、睡好、玩好，還有買好。為什麼還要買好？因為有一點敗家，也很可以讓人快樂起來。有人說那就是血拚，是一種帶著非理性意味的情緒發洩，好像連續劇裡的家庭主婦在小孩長大後，有一天終會深深悔悟，為什麼沒有早一點「對自己好一點」。這麼說來，似乎血拚這行為的深處，隱藏的是一個悲情的故事。

但事情有這麼嚴重嗎？**即使說是敗家，生活中的吃喝玩樂，只要是按照比例原則**

吃喝玩樂，按照比例原則血拚，事情自然不會發展到連續劇裡家庭主婦終於後悔一輩子的悲情地步。因此即使血拚是一種發洩，發洩也不一定有什麼不好，就好像學生辛苦念書準備期終考試，考試後到離島玩一趟或至少吃喝一頓也算是公平。所以在這一段辛苦的日子裡，我們也需要一些血拚活動來提振士氣。

那麼擇日不如撞日，今天就是血拚日，做完放療後就直接坐捷運往商圈出發。

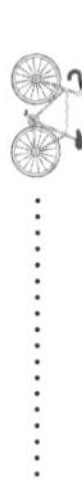

血拚是要怎麼拚呢？對外行人而言，這問題有一點讓人傷腦筋。要說吃好，我們沒有吃不好。要說穿好，我們也沒有穿不好。再說，我們也不會喜歡拿名牌包或戴名牌錶。如此一來，好像可以血拚的東西並不是很多。想來想去，想到的大多就只是一些小東西，像是咖啡杯或木頭作品，但不會是鑽石或金戒指，因為那真的會把我們家敗光光。

喜歡咖啡杯，是因為在我的感覺裡頭，每一個好看的咖啡杯都代表一個獨特的意

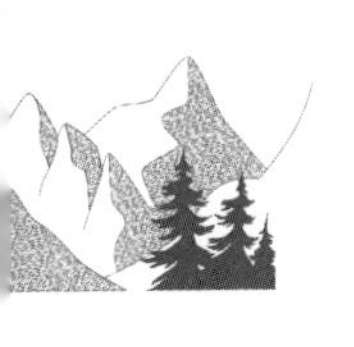

境，所以如果有十個咖啡杯，就可以在喝咖啡的時候神遊十種不同的心情。另外我還喜歡簡單的、可以清楚看見紋理的原木作品，像是被俐落裁鋸下來做為咖啡杯墊的小木塊，或是雕塑有形的小木盤，因為清楚的原木讓我感覺和地球上的原始森林可以有一個神祕的連結。

只不過我好像不能再買這一類的東西了，因為恐怕家裡廚房餐飲區會沒地方放。運氣不錯的是，走沒多久，在一家咖啡專門店看到一個同時可以沖濾掛式咖啡包的咖啡手沖架。手沖架是用金色金屬做成的，上半部呈現漏斗形狀的鑽石線條。因為它太美麗了，雖然家裡已經有一個很好用的濾掛式咖啡手沖杯，我還是忍不住把它買回家。如此，儘管我們買不起鑽石，但我們家的咖啡手沖架卻也在客廳一角永恆閃耀著鑽石的光芒。

或許接下來還需要買一支新手機？這是幾年來我不時考慮到的問題。到現在為止，我使用手機只是為了少量的通話或頂多傳傳簡訊，所以一直都只使用無須智慧的老人機。我現在通話使用的是儲值預付卡，每半年儲值三百元，但半年到期時大概至少都還剩下一百多塊錢的儲值沒有用完。這還不算什麼，過去曾經有一陣子，打算根本不用手機，因為沒有手機還是可以照樣過日子，至於如果有人要和我聯絡，寫信就可以。

不過自從在高雄做放療以來，不管是要到醫院，或是出門遊樂，經常要搭公車。雖然公車會有表定到站時間，但在擁擠的都會區裡頭，特別是上下班時間，公車並不會都準時，有時候我會一個人傻傻的在太陽底下站很久。此外這兩個月裡出門的時候經常要找路，但是我沒有地圖可以看，有時候還要找人問路，所以似乎應該要換一個智慧型手機和智慧型通訊方案。我們開始尋找有沒有可能出現賣手機的地方，但查了一下，附近沒有通信行，只好暫時作罷。

走了一些路，上下人行道的時候我注意到我腳上穿的鞋子。我今天穿的是慢跑鞋，理論上慢跑鞋用來走路應該是很好穿的鞋子，但有一個問題困擾我很久，就是找不到合適的鞋子可以穿。近來不管穿跑鞋或走路鞋，腳大拇趾外側都會反覆磨出硬塊和水泡。我曾經懷疑這是因為慢跑鞋楦頭不夠寬的關係，刻意買了寬楦的版型，結果情況還是一樣。這問題嚴重的是，如果我沒有辦法穿一般包鞋跑步，那還能怎麼跑步？網傳有一款人字拖適合穿來跑步，甚至可以跑馬，據說還有人輕輕鬆鬆跑進五分

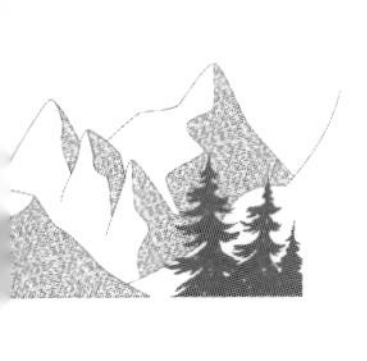

速，於是我也買來試試。試的結果，由於拖鞋腳後跟沒有包覆固定，跑的時候前面夾腳必須特別使力來補償腳後跟的「脫隊」，反而造成腳踝肌肉的緊張。

我想起以前穿過有織帶的平底運動涼鞋，這款運動涼鞋不會磨到大拇趾，對我而言，穿來快速走或許還可以。但平底運動涼鞋真的很平底，有扁平足的人穿著久走時，腳踝還是容易變形與疲倦。最後我決定買兩雙鞋，一雙有織帶的平底運動涼鞋用來快速走，另外一雙有足弓設計的拖鞋用來散步休閒。雖然這雙休閒拖鞋的鞋底材質硬一點，但只要不會磨到我的大拇趾，至少可以穿來在市區走動。

買運動涼鞋的時候，很快就在一家我們家人有會員資格的品牌店找到鞋子。我們給了家人的會員手機號碼，沒想到除了會員資格本來就有打折，又因為家人同心協力購物累積點數的紅利折抵，又多折抵了五百多塊錢。實在不知道我們家人暗中是怎麼樣用力在敗家的，不過我們還是笑納這五百多塊錢的紅利折抵就是了。**購物最大的樂趣，不就在這意外出現的蠅頭小利嗎？**

接著我們又努力想，還要再買什麼。很快想到的必買物品是鍋子。不久之前，我們不小心燒壞了一個大平底鍋，所以顯然必須再買一個平底鍋。經過各種不同品牌比較的一陣廝殺之後，我們買了一個平價的平底鍋。不過這時候忽然又想到，近來常做烘蛋，所以好像也需要再買一個小號的平底鍋。其實這主要是和做烘蛋的技術有關係。烘蛋不同於煎蛋的美味就在於烘蛋蓬鬆，裡頭飽含水氣，所以做烘蛋一定要做出足夠的厚度，才有足夠容納水氣和空氣的空間。問題是我們家裡大部分時間只有兩個人吃飯，一次不可能吃太多顆雞蛋，因此如果鍋子太大，兩顆蛋的蛋液攤平之後不可能做出足夠厚度的烘蛋。既然工欲善其事，必先利其器，再買一個小號的平底鍋自然是理由充足，所以今天是一次帶兩個新的平底鍋回家。至於下次做的烘蛋好不好吃，再說。

時間已經快五點鐘了，我們逛到一家麵包店，看到店門口好像有一些人準備要排隊。這引起我的注意，因為我喜歡吃麵包。不過我喜歡吃的麵包是歐式的麵包，而不是鬆鬆軟軟或者加了類似桂圓、果乾或塗上化學奶油一類有的沒的那種麵包。從德國留學回到台灣以後，經常會懷念在德國時早餐吃的小麵包。那種小麵包沒有添加任何東西，所以吃到和聞到的是百分之一百的麥香。如果要更講究，海德堡主街上有家歷史老店賣材燒的麵包。材燒麵包裡有木材香氣，木材香氣不像桂圓或奶油一類有的沒

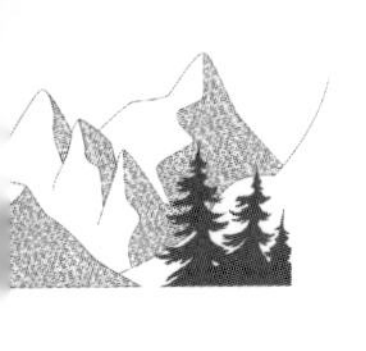

的東西，木材香氣無法被粗暴的塗到麵包上。近年來台灣的烘焙店也開始有販賣類似概念的麵包，也做得很好，只是為了迎合在地市場的消費，有時候口味會有一些調整。

今天這家麵包店，店門口排隊的客人原來是準備要買法式的「夕燒」起司塊芝麻麵包。「夕燒」起司塊芝麻麵包每天下午五點鐘出爐一長條，大約有一公尺多的長度，切成十一份，每天就限量賣出十一份。我和伊娜兩個人加入排隊，一個人買一份。伊娜選中段，讓我選最旁邊那一段。因為一長條麵包最頭和最尾兩邊各一段，麵包皮厚到也硬到有點像豬皮，最紮實，也是麥香最濃郁的地方，所以應該大家都會想要。當我們在挑麵包的時候，排在我後面的先生一直探頭觀察戰場情況，神色萬分緊張，只差拳頭還沒握起來。這位先生應該是深恐頭尾兩端的麵包極品被我們這一家沒良心的豺狼虎豹全部都挑走了。後來他看到我們還留下了一塊最尾端的麵包，神色頓時祥和下來，流露出一臉達陣的輕鬆微笑。

回到鳥松家裡，我等不及的切了一塊麵包皮來啃。細細咀嚼之下的麵包皮果然香濃有嚼勁，風味不輸給海德堡老麵包店的材燒麵包。伊娜吃了一塊也說好吃，隨後拿起電話向大妹敘述我們今天敗家的戰果。沒想到電話那頭回了一句：「拜託，你們這樣哪裡有在敗家？你們這樣根本是很克勤克儉的活著好不好？」看來我們下次敗家應該要敗大一點的，才不會被人家恥笑。

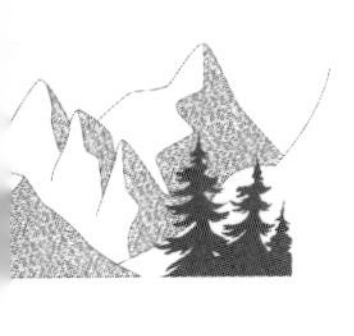

03.19
星期二

放療20

運氣就是不邏輯

今天做第二十次的放療，做完後並沒有感覺到肚子有什麼不舒服，胃口好像還可以，所以離開醫院後就橫過十字路口到對面的土雞鍋店去吃古早味拌麵和刈菜雞湯。我從做放療一開始就很喜歡吃這一家店的刈菜雞湯，但後來因為開始感覺肚子不舒服，醫師說要少吃纖維粗的蔬菜，所以只好避開這些食物。今天既然肚子沒怎樣，就再試試看。再次嚐到刈菜雞湯和拌麵的味道，感覺還是那麼好吃。所謂古早味乾拌麵的祕訣就在於使用豬油拌麵的致命吸引力。雖然豬油屬於飽和脂肪酸的東西，對心血管健康並不好，但還是一句老話，很久才吃一次沒關係。

吃過飯後慢慢走去搭捷運換公車，到了忠誠路口站下車慢慢走回鳥松家。回到家裡，從冰箱裡拿了切好的木瓜出來吃，一邊上網收信。我點開一封請教問題的來信，原來是一個以前教過，現在在實務界工作的學生，想要問一個有國民法官參與審判的案件判決問題。

案件的內容是引起社會關注的殺人事件，整個故事的來龍去脈和幾十年前鄧如雯殺夫案如出一轍；長期遭受家暴的妻子忍受不了多年來身體和精神所遭受的痛苦折磨，終於有一天趁丈夫熟睡殺死了他，然後去自首。對於這一個案子，法院判決被告七年又兩個月的有期徒刑。和過去實務上對於類似案件的判決做比較，判刑顯然過重。至於為什麼法院對於這一個案件的被告要判刑這麼重，主要理由是被告自己拒絕接受住進政府機關所安排的庇護所，意思是被告並不是處於孤立無援的狀態，是被告自己拒絕接受保護，因此並不特別值得同情。

從這位學生來信的敘述文字中看得出來，他感覺到這樣的判決理由好像有什麼地方怪怪的，但又說不出來為什麼會怪怪的。我告訴他，這樣的理由不是怪不怪的問題，而是法律基本觀念上對不對的問題。

法院用被告自己（不想去住別人家）拒絕住進庇護所為理由而反對給被告判比較輕的刑罰，事實上就是對被告拒絕住進庇護所的額外重罰。問題是在法律上，一個國民只願意住在自己家，這是屬於每一個國民的基本人權。即使一個人遭受家暴也是一

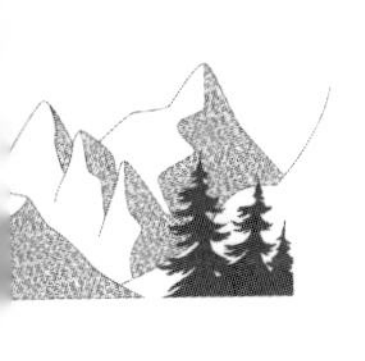

樣：為什麼一個國民因為遭受家暴，國家就可以形同宣告他喪失住在自己家的權利？雖然國家對遭受家暴者提供保護的庇護所是出於好意，但住進庇護所是遭受家暴者的權利，而不是義務。那麼法律上怎麼可以因為一個國民行使他基本權利的行為而給他不利的處分，好像在處罰被告自己的「不識時務」，甚至是「不知好歹」？

法院也好，一般人也好，對類似事件的認知時常會出現混淆事實關係和價值關係的情形。舉一個例子，在過去的年代，甚至今天世界上某些地區或國家，每當對社會上發生的性侵事件進行究責的時候，時常會出現的一種聲音就是檢討被害人自己「不知檢點」、被害人自己「穿著暴露」等等（所以是被害人的錯，不是加害人的錯）。當然我們也知道，被害人自己「檢點」一點，或被害人不要「穿著暴露」，這也可能是被害人在現實上的自保之道。但這現實上的自保之道並不是人民法律上的義務。正相反的，站在國家的立場而言，國家有義務保護人民的「不知檢點」，國家有義務保護人民可以「穿著暴露」。在這一個環節上，（如果是一個有高度的法治國家）不管基於什麼合理的或不合理的理由，只要國家沒有盡到國家義務，那麼即使不是對受到委屈的人民感到抱歉，至少不敢赤裸裸的以「不知檢點」為理由反過來向遭受霸凌的人民課責，而且課的是刑事責任。

然而在類似的問題上，在這裡所討論的國內案件判決裡，我們卻又看到類似意識形態的復活。這種以家暴被害人（同時是本案被告）不知自保為理由所形成的重刑判決，顯示此一國家的父權心態和家暴事件裡的霸凌者沒有兩樣，導致最後的判決形同國家透過司法作為和家暴者聯手霸凌家暴被害人。因此我告訴來信的學生，這是一個法律上的錯誤判決。

專業往往很難。現實上對於一個沒有誤判的法律實務體系的期待，本來就是錯誤的期待，因此才會有審級救濟體系的法律制度設計。問題是對於錯誤的判決，雖然受到不公平對待的當事人在理論上可以有救濟措施，但現實上代價沉重，而且最後還不一定可以換來公平。

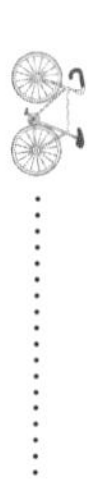

這世界運轉的道理是很微妙的，微妙到我們沒辦法看懂的地步。對於我們看不懂

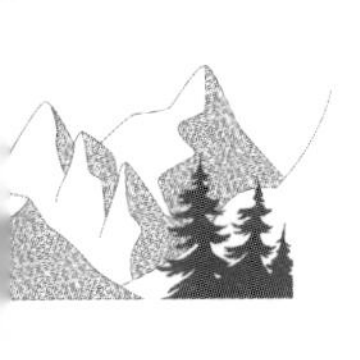

的結局，最後的解釋方式就只好說這是運氣。因為如果不是如此，我們要如何消化人生中的「沒道理」呢？

我經常會想到每次地震過後氣象局對於地震成因的分析，最後都會說是「正常能量釋放」。我很好奇，這地球上會有「不正常」的能量釋放嗎？如果有一天因為彗星撞地球而引起地球區塊的地震，或許人們就會說這是一種「不正常」。但「不正常」是什麼意思？是彗星不應該撞地球卻跑來撞地球？其實這世界上發生的事情，沒有一件在客觀上是不正常的，沒有一件是不該發生卻發生的。**如果我們看不懂一件事情為什麼會這樣發生，那是因為我們看不懂，而不是不應該發生。**這一個道理對應於我這幾年來所關心的癌症這種東西的發生、復發或擴散等等，不也是如此？對於意想不到的結果，醫學界最後不也是經常用「運氣」這兩個字來解釋這一些現象？

最後值得深思的一個現象是，當醫師或醫學研究對於癌症這種東西碰到無法理解或看起來不合理論的情況發展（譬如住在山上、不抽菸、不喝酒，也沒有遺傳因素的某某人居然也會得肺癌），都可能大方的說那是運氣問題，或所謂體質問題。但在法律學領域裡，如果法院出現錯誤的判決，法律人除了討論不完、當事人也聽不懂的文字理論之外，有可能大方的說出來，說那是運氣問題？其實法律的說詞到最後都是人說出來的，因此就像癌細胞的遊走讓人無法捉摸一樣，既然人心難測，人說出來的法律也很可能讓人無法捉摸、無法理解與無法接受。那麼人對於讓人無法理解的癌細胞遊走會承認有運氣的問題，為什麼對於法律上出現不公平的結果，就不能說也是一種運氣問題？當然，法律人不肯說出「運氣」這兩個字，意思在表明法律人對於不公平的事情永不妥協的態度。問題是，對於不公平的事情，永不妥協的表態依然難以撫平被委屈的當事人的傷口。

來信問問題的學生是法律人，所以我也只是就法律理論層次的思考回覆他的問題。這種純粹法律層次的思考是專業進步的動力所在。但**就現實而言，對於不合理的事情，人到最後還是有可能要勇於告訴自己，人生就是有運氣問題，打官司也是一樣。**

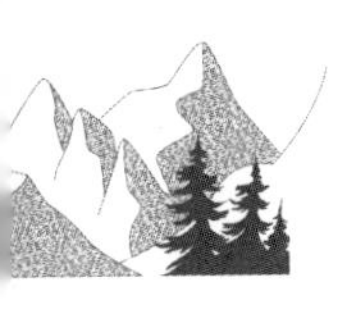

03.20
星期三

放療21

自身內的交換

今天門診時量體重，一樣是穿著鞋子量，結果體重上升到六十．一。醫師說已經有進步了。我看到體重有一些回復，心情比較放鬆。不過除了體重減輕，身體還是可以感受到有其他副作用的存在。我也不知道，這一些副作用是來自放射線的關係，或是來自賀爾蒙治療的關係，因為這兩種治療的副作用有很多是重疊的。

大致上，噁心、無法進食和肚子不舒服的問題都可以說是過去了，或頂多是短暫時間的不舒服。可以在大約兩個星期的時間脫離這一些不舒服，甚至是有一陣子的心情低盪，應該算是很幸運了。比較起來，有些癌友的放療經歷就辛苦許多。就在我做放療的期間，伊娜也說她在電視上看到英國凱特王妃因為罹癌正在做放療的新聞。按照新聞報導，凱特王妃的放療歷程可以說是備受煎熬。因此伊娜說，不知道凱特王妃是不是懂得在放療期間要吃左旋麩醯胺酸（L-Glutamine）。

　　事情是這樣的，在我開始忍受放療副作用帶來不舒服的那幾天，伊娜到醫院裡的醫療用品部買了一種「左旋麩醯胺酸」的東西。按照品項的說明文字，左旋麩醯胺酸可以幫助化療、放療或重大手術病人修復傷口、維持免疫力、增加腸道吸收功能，以及增加對於化、放療的耐受度等等。不過我又到網路上查了相關資訊，其實醫學界對於做化療或放療的病患是不是應該補充麩醯胺酸的問題有正反不同意見。反對者認為補充麩醯胺酸正好是在餵養癌細胞更多的養分，加速癌細胞的增長。當然，在醫學界本身對於這個問題有正反不同意見的情況下，病患更不可能自己輕易下定論說該吃或不吃。

　　還好醫學和我們法律學一樣，除了肯定說和否定說，經常也會出現折衷說。關於做化療或放療的病患是不是應該補充麩醯胺酸的問題，折衷說的說法是，在化療或放療期間，可以補充麩醯胺酸，但是化、放療期間之外就不要（提早或繼續）使用麩醯胺酸。我自己認為，折衷說的說法應該也算合理，因為正在做放療的期間，麩醯胺酸對於急迫性傷口修復的效益大於餵養癌細胞所可能造成的損害；但相對的，在放療期間之外，麩醯胺酸餵養癌細胞所造成的損害或許反而大於（並非急迫性的）傷口修復

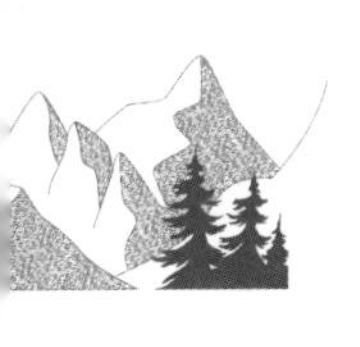

的效益。因此在這樣一個簡單的理解之下，我這個外行人採取折衷說，僅僅在放療期間補充左旋麩醯胺酸。

對於在不到兩週的時間內可以度過放療所帶來的不舒服，伊娜把它歸功於左旋麩醯胺酸的幫助。但理論上嚴格說來，因果關係的建立應該還很難說。一方面是，在有臨床上的數據佐證麩醯胺酸功效的情況下，不能說我身體狀況的短時間內恢復一定不是左旋麩醯胺酸的功勞；另一方面，也無法說我身體狀況的短時間內恢復就是左旋麩醯胺酸的功勞，因為也可能是身體本身所謂的體質關係，不用左旋麩醯胺酸也可以很快度過身體不舒服的階段。

不過這些爭議已經都不重要，因為重點是，既然已經度過了這一段最不舒服的日子，那麼就不管它什麼因果關係不因果關係的問題。總之心存感激就是了，反正我也不是學醫的。

另外一個類似的問題，是我大約兩個月前的下顎麻。兩個月前因為持續一段時間明顯的下顎麻，我懷疑是因為攝護腺癌術後骨轉移所導致的症狀，所幸後來經過全身骨骼掃描，醫師根據影像報告確認並沒有骨轉移的情形，下顎麻也和我的癌症沒有關係。但是很奇怪，做了一陣子的放療後，下顎麻的症狀也是偷偷摸摸的就消失了。因此我是真的搞不清楚，到底下顎麻是怎麼一回事。但既然現在下顎麻已經消失了，那麼一樣就不用再去追究下顎麻的原因究竟是什麼。總之還是心存感激就是了，反正我也不是學醫的。

關於放療或賀爾蒙治療的其他副作用，我可以感受到的例如便祕、頭暈或腹部脂肪堆積，情況都不嚴重。針對便祕就多喝水、多吃蔬果。針對頭暈就起身的時候動作放慢一點。針對腹部脂肪堆積就多做運動，還有控制飲食。不過近來比較造成困擾的是抽筋的問題；即使並沒有做什麼劇烈的運動，還是會連續好幾天睡覺到半夜時因為腳抽筋而痛醒過來。一抽筋起來，是腳趾、腳踝和小腿前後上下不同方位同時抽筋，所以伸展了右邊，變成左邊抽筋，伸展了小腿肚，變成腳背或腳趾抽筋。我不知道這和賀爾蒙治療所打進身體的藥物副作用有沒有關係，就試著每天吃建議量的鈣片，同

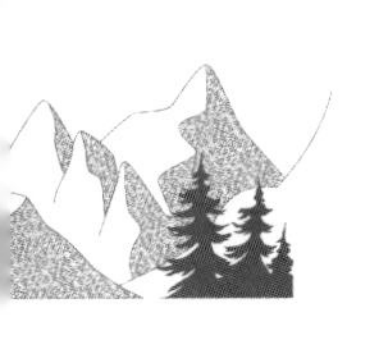

時晚上再做一些腳部的大力按摩和拉筋，感覺好像情況改善了許多。至於其他可能長期形成的副作用，譬如高血脂、高血糖、血球異常或骨質疏鬆等等，目前並沒有感覺有什麼問題，所以至少眼前就可以先不必管它。

整體而言，對抗癌細胞的治療過程其實就是所謂傷敵一千自損八百。問題只不過是，我們希望透過醫療科技的進步，可以不必傷敵一千自損八百，而是傷敵一千自損五百、三百或一百就好，當然零自損最好。然而天下沒有白吃的午餐，醫療科技再怎麼進步，醫療代價也不可能是零自損。**對病患而言，醫療的過程其實就是不斷的做選擇，選擇自己要不要付出什麼代價去換取另外一些什麼東西。**

對癌友而言，有人是用生命的品質去換取生命的存續，有人是用生命的存續去換取生命的品質。這道理經常讓我想到電視上看到的日本相撲選手；相撲選手幾乎沒有例外的都是大噸位的體型。按照外行人的想法，這樣大噸位的體型固然有利於比賽時的得勝，但對健康而言或許是不利的因素。問題是這應該也是在這一個高難度運動比賽中贏取勝利的代價。另外一個例子是電視節目裡的大胃王，或類似大胃王概念的直播主，都是用醫學上可能有害於健康的吃法去換取比賽的勝利或網路上的流量。不管是基於什麼理由，一般人大致上不會做這樣的交換選擇，但對相撲選手或大胃王而言，那也是個人價值取捨上所做的決定，不會有太多的緊張關係。

因此**就癌症的治療而言，在資訊清楚的前提之下，關於價值取捨的問題，我們很難去爭議說怎樣的價值取捨才是所謂的對或所謂的錯。重點在於，自己可以明白自己所做的選擇，和安心接受自己所做的選擇**。在我這幾年接受癌症治療的過程當中，也有幾次在等候門診時聽到幾個因為副作用的關係而自始拒絕或中途放棄化療或放療的病例訊息。這些訊息聽來難免讓人感傷，但回頭想，其實每一個例子都不會完全一樣，每一個人的價值觀更不會完全一樣，所以也沒辦法說什麼好或不好。這就是天底下選擇問題的真正樣貌。

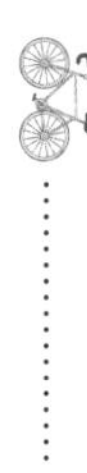

今天我做了第二十一次的放療，但等候放療的時間大約多了將近一個小時。坐在治療室外等候區時，有位約莫八十幾歲的癌友躺在活動病床上，在家屬的陪同下被推

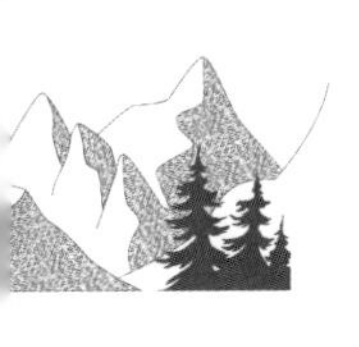

進治療室。電動門關起來，開始做放療時可以聽到放療師透過對話器，反覆用台語對治療室裡面躺在治療床上的病患下著「喘氣」、「禁氣」、「喘氣」、「禁氣」的指令，每個禁氣指令大約維持十五秒鐘的時間。經過一段時間之後，好像過程並不順利而暫時中斷。電動門打開，放療師、護理師和家屬一起進去，做了一些處理，然後走出治療室。電動門關上，又開始重新一輪的放療過程。不過一樣在持續一段時間的「喘氣」、「禁氣」、「喘氣」、「禁氣」的指令之後，過程又中斷了。放療師跟家屬討論了一下子，還是一起進入治療室把病患推出來，結束這一次的任務過程。不知道會不會是癌友的體力已經沒有辦法負擔過程中所需要的閉氣動作？

在某些情況下，放射療程是無法進行的，譬如副作用過度嚴重或病友的體力或意識情況無法配合療程的進行。本來癌症病友做放療的意思是想要以放療的副作用做為代價來換取癌症的治癒或緩和，但如果現實情況是無法做定位，無法做放療，那麼還能選擇用什麼東西去換取什麼東西？這應該才是最後的現實與問題。

閱讀的時候最不孤單

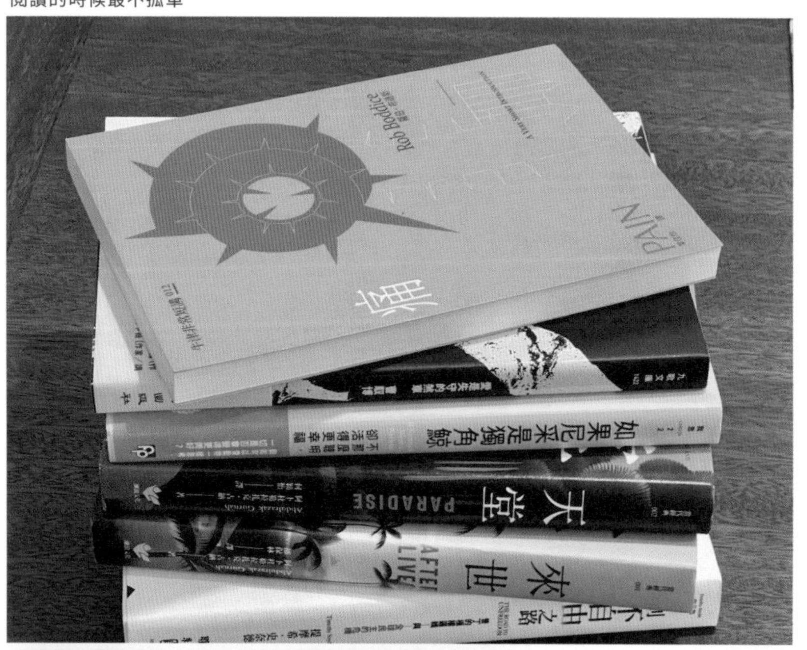

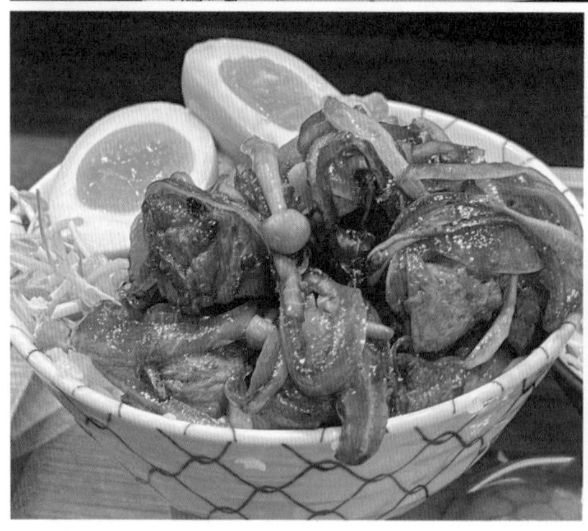

搶救肌肉的吃：牛肉飯

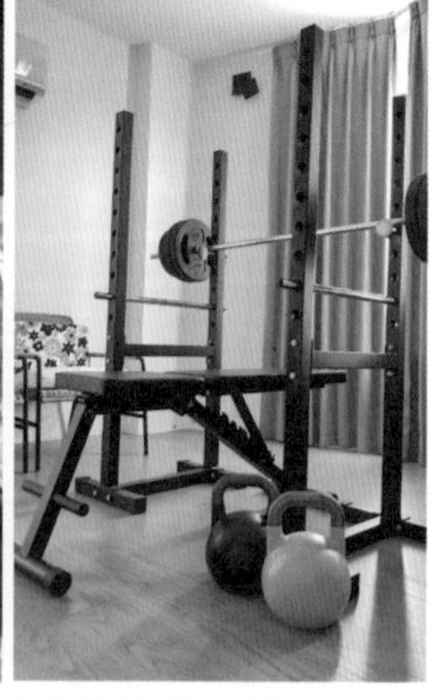

搶救肌肉的動：重訓

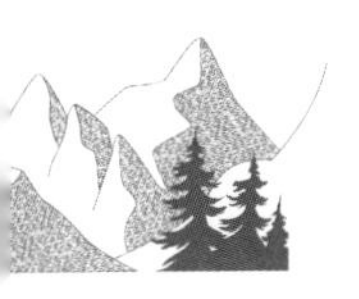

倉庫咖啡裡的悠閒

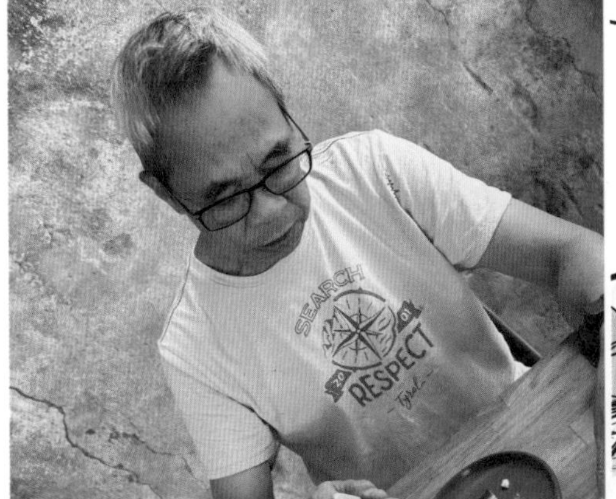

身心完整的律動：北歐式健走

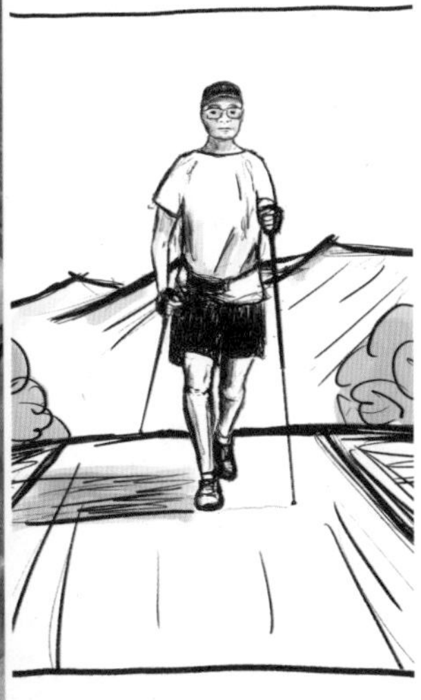

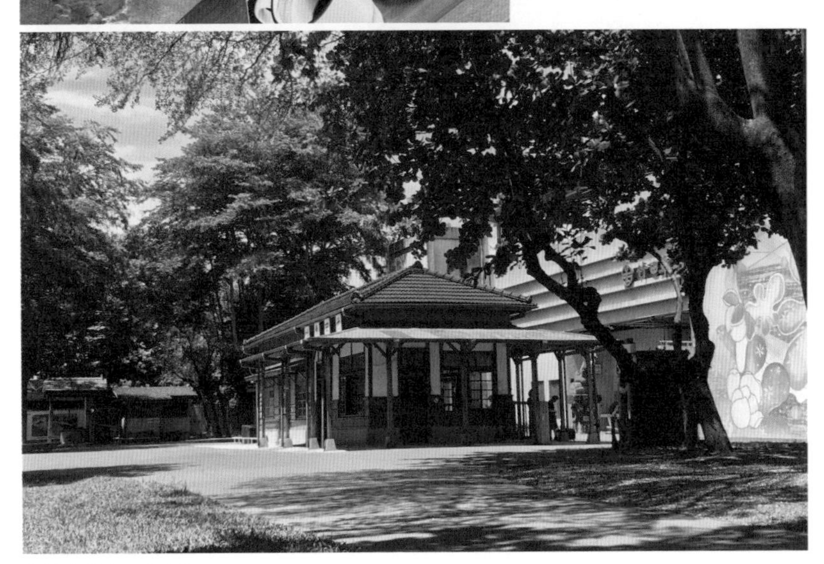

綠林中的竹田火車站

敗家買的烘蛋鍋

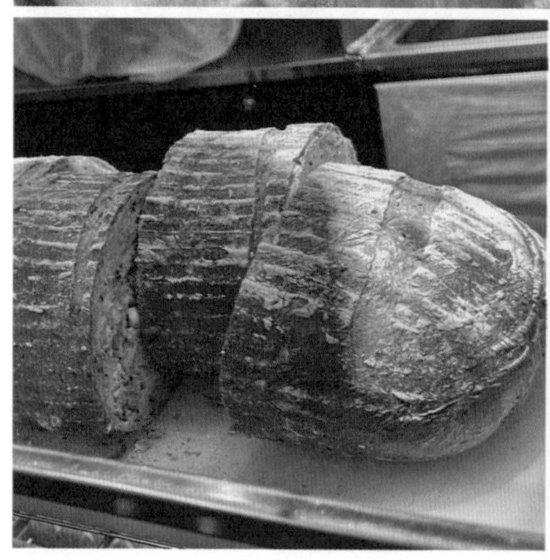

搶購「夕燒」起司塊芝麻麵包

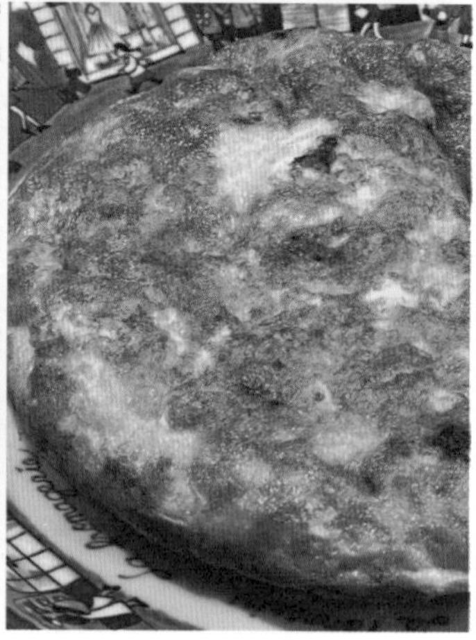

新烘蛋鍋做出來的烘蛋

第三部　寧靜之心

03.21
星期四

放療 22

沒有非要怎樣不可

今天做完放療，吃過飯後就直接回鳥松家。回家後躺在沙發椅上休息了一下，起來想要看點書或做些什麼事，忽然想起前一陣子開始練彈的〈昴すばる〉，已經有一陣子沒有彈了。我是在自己也沒有察覺之間就忘記這件事了。要看著譜練彈新曲是需要很集中精神的一件事，但腦袋從身體開始不舒服那一天起，就好像沒辦法應付這樣的事，所以不用多說，腦袋自己已經拒絕了這煩人的任務。

雖然現在想起來了，覺得好像應該繼續練習才對，然而此刻要回去坐在鋼琴前面重啟被荒廢的練習，感覺好像是大噸位的砂石車在往上的斜坡上煞停，接著又要重新起步，實在是太無力。我想就先算了，但心裡還是有一點遲疑，因為先前向家人說過，等這兩個月的放療結束時，要彈這首曲子給大家聽。如果現在停下來，感覺好像是半途放棄。

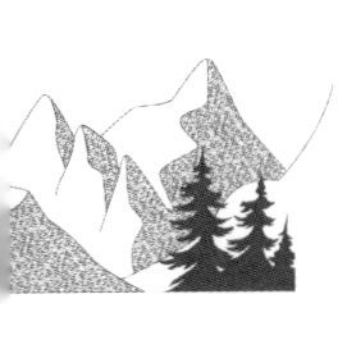

其實我不太想再傷腦筋了，一來相信家人都很了解我，對於我能彈出什麼好聽的旋律這件事，應該本來就沒抱什麼希望。更重要的是，我在想，如果我現在覺得身體很勉強，為什麼還要一直想著放棄或不放棄的問題？

我過去也有在接近放棄時刻的所謂「永不放棄」的快樂經驗，而且意象清楚。將近二十年來，我和伊娜每年都會報名參加的活動是馬拉松，通常報名的是半馬組。我們這一隊在網路報名表上填報的隊名是「真的已經跑不動了隊」，因為每一次報名時都會懷疑，這一次還能跑得動嗎？儘管如此，每一次跑完半馬後都感覺到自己是用一個無比疲憊的身軀裝載著無比愉悅的心情，所以我們樂此不疲。即使是在我最後一次，覺得跑得最艱辛，半路上真的想要放棄的一次，也是如此。

已經忘記那是在羅東或是台南或是其他哪裡。路跑前一天，我們在飯店裡先把路跑鞋的晶片繫好，把戰袍上的號碼牌用別針別好，最後把路跑時身上全部要穿要戴的東西按照路跑時的身形平鋪在臥椅上，以便隔天起床後不會兵荒馬亂。隔天一大早從飯店門口招來一部計程車，到了會場的時候，天色還是黑暗，但人群已經聚集。雖然路跑也是適合一個人做的運動，但參加路跑的人大多會成群結隊，甚至還會有隊旗或隊服。除了競速選手之外，成群結隊的跑者在起跑點上，所謂蓄勢待發其實沒有什麼勢，而是很輕鬆的說說笑笑、意思意思的拉拉筋。如果要說真的有比較認真在做的事情，那大概就是排隊上廁所。

鳴槍後，大隊人馬在各種加油聲中開始移動，我們「真的已經跑不動了隊」兩個人也按照自己的慣例慢慢啟動，一開始其實是用走的。快走了一段後，看到身邊人群紛紛超越，我們覺得自己好像是來亂的，有些不好意思，就開始跑起來，但才跑了一段就想要再用走的就好了。就這樣走走跑跑，一路上有補給站，也是可以名正言順的停下來喘口氣。補給固然有壽司、滷味、地瓜球、冬瓜茶、仙草蜜或烤雞、烤香腸，是所謂的美食多到像辦桌，但我好像沒有看到傳說中的烤乳豬。其實說也奇怪，跑過的很多次路跑，都說有烤乳豬，但我到現在為止好像還沒有一次真的吃到烤乳豬，有時候甚至根本沒有看到烤乳豬。有人說是我時間不巧，所以沒吃到。所謂時間不巧顯然有兩種可能，可能是跑太慢，所以烤乳豬被搶光了。但我相信應該不是如此，應該是跑太快，所以烤乳豬還沒烤熟，還來不及送上來。

跑跑走走過了大約15K的時候，我的腳抽筋了。抽筋很痛，站著會痛，坐下來會

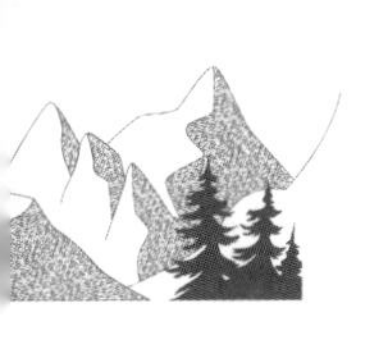

痛，躺下來也會痛。在路邊很久無法動彈，過了一會兒，我試著踩在水泥路面高低落差的地方，看看能不能把糾結的肌肉拉開，但拉來拉去都還是無效。最後只能勉強坐下來，試著調整不同姿勢，同時不停對每一個抽筋的地方都用指壓拿捏一下，至少也是用時間的力量去緩解它。

就這樣休息了十分鐘，感覺比較好了，才又繼續慢慢跑下去。但即使是很小心的跑，到了差不多20K的地方，我又抽筋了。這次又要怎麼辦呢？一看路程只剩下最後一公里，無論如何，用走的也要把它走回去，於是盡量簡單的再伸伸腿、再按壓一下，然後起身又開始走。最後一段路，我只能帶著跛腳走過終點線，時間也是快要關門的時候了。

那一次的半馬，當我跑到21K組和10K組要分道揚鑣的分叉點時，有21K的跑者開玩笑的問在場的裁判員，能不能在這裡改報名10K組？裁判員大聲回說：「來不及了！」說實話，那時候我也是想，如果可以只跑10K就好了。不過最後還是跑完了21K。我很高興我跑完了那一趟的21K。雖然半路腳抽筋很痛，也雖然最後還差一點被關門，但完全無妨，因為我就只是想在大馬路上跑著而已，而且我真的是「永不放棄」了。

後來有一次家族旅行去福壽山農場玩，第二天有爬山行程，當中有一段極陡的長上長下坡，我也努力把它走完。回家後經過兩個星期，膝關節還是一直好像卡住一樣的不舒服。我去看醫生，醫生最後告訴我不要再去爬山，也不能再參加路跑活動。我在想，會不會上次跑一半幾乎要放棄的路跑，就是我最後一次報名參加的路跑？這麼說來，上次路跑成功的「永不放棄」是不是現在終歸還是要放棄，而且是還沒有開始跑就已經決定放棄？但如果現在還不放棄，莫非是醫師給的建議不理性、不科學？

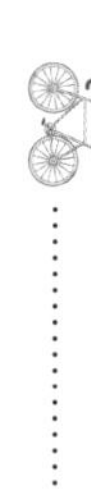

所謂「放棄」真的有那麼不好嗎？所謂「還沒有開始跑就已經決定放棄」這句話讓我想到，如果不是欺騙自己，那麼我們這一輩子經歷的事情，不是經常還沒有開始就已經決定放棄了嗎？譬如我是一個法律教授，那麼為什麼我不是一個模特兒、不是

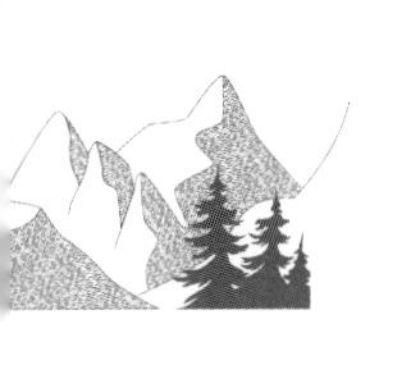

電腦工程師、不是奧運短跑選手、不是企業家、不是歌手？其實道理很簡單，我不是模特兒，那是因為身材不能看。我不是歌手，那是因為歌聲會凌遲人。我不是奧運短跑選手，那是因為百米紀錄是十八秒。對於這些事情，你看不到我放棄，那是因為我還沒開始就已經放棄。**不管是還沒開始就放棄，或是中途放棄，看來放棄就只是一種面對當下情況的選擇與決定，至於決定放棄或不放棄，並沒有當然的對或不對，就好像股市下跌的時候也不會有一定該認賠停損或是該加碼攤平的鐵律。**

女兒有一次告訴我說，練琴的時候並不需要把一首曲子從頭彈到尾，也可以一次幾個小節反覆練習就好。我聽了女兒說的話，頓時覺得彈琴可以輕鬆許多。所以我還是決定讓眼前這段時間的生活過得更輕鬆一點，先多吃多動和多玩再說。至於要練新的曲子，可以慢點再說，或者彈多少算多少。現在我甚至覺得，如果幾十億個癌細胞當中一個癌細胞的背後是三公分腫瘤的影子，那麼為什麼我們從一個小節的旋律或甚至一個音符的迴響不能聽出背後一首完整的曲子？

隔了一段時間沒有彈鋼琴，偶然之間坐下來彈幾個簡單的音，幾個音已經可以觸動人心。等這兩個月的療程結束時，我應該彈幾個小節的旋律給家人聽就好了。至於整首曲子還沒學到的大半段，請他們自行以浪漫之心腦補完整。但我也不排除，有一天還是會把它彈完整的。

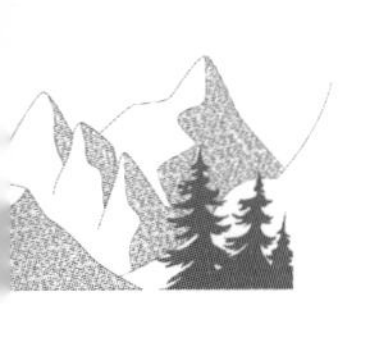

03.22
星期五

放療23

天使蝦的誘惑

伊娜因為公事，安排好要上台北一趟。我因為上週接到台北友人Y經理來電話約吃飯，一聽到吃飯的事情我馬上就看了行事曆，也約在今天，方便我和伊娜一起上台北。自從搬家到台東，好像七、八年的時間沒有再搭過高鐵。今天坐高鐵，感覺有一點陌生，但真的很方便，三點多就到台北了。辦好商旅入住手續後，伊娜另外有事出門，我等著和Y經理碰面。

Y經理在台北商界服務了將近二十年，年紀小我一些。除了長遠的朋友關係，由於他父親生前也是罹患攝護腺癌，所以他經常就照顧父親醫療的經驗提供我一些資訊，甚至是幫我尋找醫療資源。自從我退休後，Y經理知道我上台北時經常會請我吃飯，同時了解一下我最近醫療的情況。

還不到五點鐘，Y經理就到商旅來接我，我們還是去老地方吃自助餐。雖然以前也去過其他幾家據說是更高檔的飯店吃飯，但吃來吃去，我還是最喜歡今天去的這一家，特別是擺在餐檯上表皮微焦的大蝦。

進了餐廳坐定位後，我先至各餐檯區巡視一下，以便了解敵情。沒想到才拿了一塊牛排回來時，看到我桌上已經擺了一個碟子，上面是兩隻很大的天使蝦。顯然Y經理也知道，大蝦是我每次來這裡吃大餐時的最愛。我不客氣的把牛排和大蝦都吃下去。不僅如此，既然是來吃大餐，自然就是要吃大餐，所以接著吃了加了薑絲的汆燙牛肉薄片清湯，又吃了櫻桃鴨、沙拉、蘿蔔糕，總之吃下去的東西是族繁不及備載。

然而當我後來拿著手捲回座時，再次看到我桌上又放了一碟兩隻的天使蝦。我正在猶豫，還在做放療，可以這樣吃嗎？沒想到Y經理就說了：「教授，沒問題的。你也沒有常常吃這些東西，偶爾這樣吃一次，不會違反比例原則的。你沒有看到隔壁桌有人大蝦吃了八隻，還有吃十幾隻的？」自從有一次聽過我跟他講比例原則的意思以後，他言談間就也很喜歡說比例原則。我想一想，他說的好像也對，於是就再把兩隻大蝦吃下去了。如果要怪，好像不能完全怪我，因為是大蝦自己太好吃了。

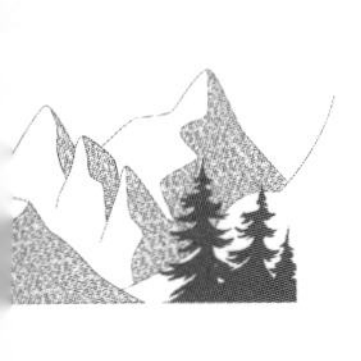

吃過飯後，我照例喝咖啡，但因為今天有冰淇淋，所以我不吃蛋糕，改吃冰淇淋，而且必須是巧克力冰淇淋，因為在巧克力冰淇淋上加一點義式特濃咖啡，這樣的搭配會給人明顯衝突的刺激感。其實這應該算是我的一種福氣，就是晚上喝咖啡也不會讓我睡不著。最後咖啡喝完了，也結束今天的晚餐，Y經理又開車送我回到Sogo附近的商旅。

伊娜已經先我半個鐘頭回到商旅了。她問我晚上吃了什麼，我就把吃過的東西唸了一遍給她聽，但是關於大蝦，我只說我吃了兩隻。我可以感覺到，伊娜聽了我唸出來的東西以後，情緒有點憤恨不平，但也沒辦法，是她自己今天時間不巧。

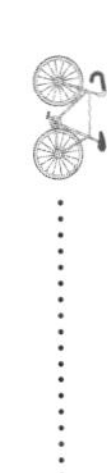

關於美食，誰也說不出來它在某某人身上的人性狀態（DNA）是什麼樣子，所以關於所謂理性與人性的具體平衡問題很難有答案。除非是對應關係明顯的情形，例如醣類對於糖尿病患者或海鮮對於痛風患者，或醫師另有囑咐，例如我的醫師曾經特

別囑咐我不要吃動物皮類以及不要喝豆漿，否則對於可不可以吃什麼東西的問題，我最後的想法是，不管你想吃什麼東西，或已經吃了什麼東西，都不要有心理上太大的壓力。雖然我今天在Y經理的盛情下吃下了族繁不及備載的海陸空大餐，但晚上還是滿心歡喜的去睡覺了。

在傑克．路易斯（Jack Lewis）所寫的《墮落的人腦》（*The Science of Sin*）書上有提到，人之所以難以抵擋高糖高脂的美食誘惑，原因來自於人身上的DNA，而這種貪吃美食的DNA內在隱藏的就是人在遠古時代的生存法則。古時候的人不知道下一次是什麼時候可以再有食物吃，因此身體必須未雨綢繆，必須囤積熱量。面對這樣可能幾百億年才千錘百鍊出來的DNA，今天即使人的理智想要驅動自己的意志力去和它對抗，最後大多會落得丟盔棄甲的結局。所幸書上最後還很好心的給讀者一些行動上的建議，當中我認為很重要的是：從一開始就要斷絕被美食誘惑的機會，譬如不要去看一些美食資訊，不要走過蛋糕店，更不要買了一堆甜食放在家裡誘惑自己。

總之，從一開始就斷絕美食誘惑人的機會，做起來相對比較容易。一旦美食擺在

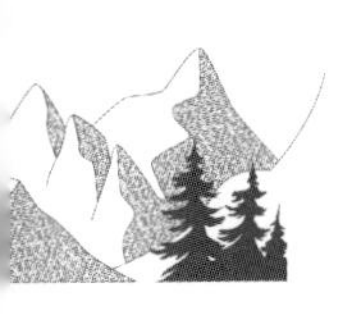

眼前，恐怕人就會完全忘記有意志力這回事。從這個角度來說，我希望台北的Y經理不要每次都說要請我吃大餐，當然更不應該一直去餐檯拿香噴噴的大蝦擺在我眼前，否則為了健康上的源頭管理，我恐怕必須考慮斷絕這樣的酒肉朋友了。

03.26
星期二

放療 24

撿到電影假

本來應該是昨天要做第二十四次的放療，但昨天出門要到醫院的半路上，突然接到醫院的電話，說機器又故障了，暫時沒有辦法做放療。至於機器什麼時候可以修好，醫院說他們也沒辦法確定，要由工程師實際操作和檢查後才能知道情況如何，所以我們只能stand by。

Stand by？聽起來讓人有一點代誌大條的感覺，而且不知道要stand by多久。問題是我們昨天一整天的時間要做什麼？想一想，不如就把它當作上班族偷到一天的颱風假，乾脆去看電影。如果電影看到一半時接到醫院電話說要回去做放療，那再衝回去醫院就好了。

昨天看的電影是《我的完美日常》（*Perfect Days*）。我先前從電影介紹的相關資訊看到，其實這部電影的製作緣起並不是要拍一般的商業電影，而是當時奧運主辦國的

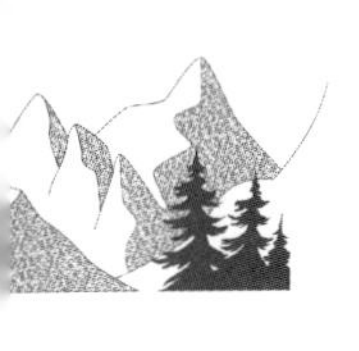

日本想要拍一些簡短的片子，讓世界各地的人認識日本現代的公廁文化。譬如其中有一個很大的亮點，就是有一間看似透明玻璃隔起來的公廁，當人忐忑不安的進入公廁關上門以後，透明玻璃就自動變色成為不透明的隔間。不過慧眼獨具的導演認為，與其拍這樣的一些短片，不如乾脆拍成一部有故事性的一般電影。

看完這部電影以後，我一直陷入一個複雜的，甚至是翻來覆去的思考，思考著要如何評價這一部電影。如果就只是一般的看電影消遣，那麼電影是看完高興就好了。但這部電影顯然展現了一些人生哲學思想的東西，我很難抗拒要去思考，這電影拍得好不好？

首先，如果不談電影呈現手法問題，那麼電影裡頭所要傳遞的生活哲學是我喜歡的。男主角看起來就是一個平常的市井小民，但他的生活喜愛有些不俗。他最常做的事情，除了每天的廁所清潔工作，就是閱讀、音樂、植栽和底片攝影。但電影中最讓我驚豔的一個鏡頭應該是有人進入廁所，他暫停工作，從廁所出來時一個人靜靜看著外牆上樹影搖曳的心醉。說起來，閱讀、古典音樂或底片攝影的事情都帶有一點儀式感，畢竟那都是要花工夫去做的事情。但**如果一個人可以看著外牆上的樹影搖曳而進入怡然自得的世界，那麼這世界上任何挫折人的事情，就可以很簡單的被稀釋或消化**。因此男主角廁所清潔工的日常之所以可以成為完美的日常，其實來自他安於悠哉的自我。

電影裡頭讓我印象最深刻的一句話是，「這世界上其實是有很多不同的世界，看起來連在一起，實際上並不互通。」這也是為什麼我過去在學校時會告訴學生：「**這世界長成什麼樣子？你的心是什麼樣子，這世界就長成什麼樣子**。」正因為人心各異其趣，所以說這世界上其實是有很多不同的世界。不同於電影裡的廁所清潔工，現實社會裡多數人對於通往財富以外的東西是無感的，更別說是落在牆面上搖曳的樹影。重點不在於財富好不好的問題，也不在於廁所清潔工作好不好的問題，而在於男主角和內心真正自我的互相接納。

電影裡頭讓我印象深刻的另外一句話，意思大約是，「人對這世界有太多事情還

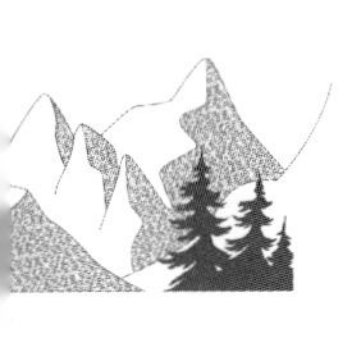

來不及搞明白是怎麼一回事，生命就在懵懵懂懂之間結束了」。電影中這句話來自一位癌末患者（也是男主角的軟性情敵）的感慨，但我覺得問題是，這僅僅是癌末患者才會有的對人生短暫的感慨，或其實根本是對不管生命久暫的每一個人的生命事實的警惕？

在電影所要傳遞的人生哲學之外，如果考慮到電影呈現手法的問題，我的想法就出現了相當程度的猶豫。用拍成電影的方式來達到特定公共政策上的宣傳效果，這是一個有創意的想法。但不管宣傳目的上的效果如何，從拍出來的電影本身來看，這部電影是在講一種人生哲學，表現手法上則是用一連串的小故事來鋪陳做為廁所清潔工的男主角一種怡然自得的生活模式。但正因為電影從頭到尾是用一連串的小故事編織出來的，當中每一個小故事背後都有它自己原本足夠厚度的議題主體性（譬如關於職業精神、現代人的責任意識、癌末者的慨歎、職業歧視、對身障者的接納，以及家人溝通，或甚至愛情條件現實等等的問題），所以對於電影所想要呈現的人生哲學，在過多的次層主題浮光掠影接續出現之下，反而看不到刻畫細膩的單一故事。

對比來說，有一部較早前的電影《航站情緣》（*The Terminal*），一樣是在特定公共場所裡所發展出來的故事，但《航站情緣》裡每一個情節的意義都凝聚在一個清楚的焦點：愛情。除了一個簡單清楚的愛情故事之外沒有其他，這是《航站情緣》讓人覺得整體故事細膩的原因。畢竟電影的表現問題背後都會有一個很關鍵性的條件限制，就是一部電影的時間通常只有兩個小時，本來就無法負載太多東西。

但接下來我的想法又有一些轉折：用《航站情緣》相同的表現手法做為範例來評斷《我的完美日常》，是不是公平？事實上，愛情遊戲是愛情遊戲，人生哲學是人生哲學，兩件事情果真有辦法用相同的表現手法來達到同等傳遞訊息的效果？世俗中的愛情遊戲可能不用思考就會自動浮現每日情節（等待、凝望、擁抱、燭光晚餐、海邊踏浪、小玩偶……）的設定，但什麼樣的每日情節才能烘托出一個非典型的人生哲學？或許這就不能不透過有關男主角對於社會現實中種種強迫、歧視、竊盜性格等人性缺陷的敏感觸覺的描述，才能勾勒出男主角自我的輪廓。換句話說，**現實社會裡種種的人性殘酷對大多數人而言是腦袋裡的資訊，但不是心中的感覺**。

導演拍攝《我的完美日常》的用意，本來就不是在探討個別的人性殘酷或社會現實的問題，而是男主角心思上歷經種種人性殘酷的困境，所以生命之路如果要能夠快

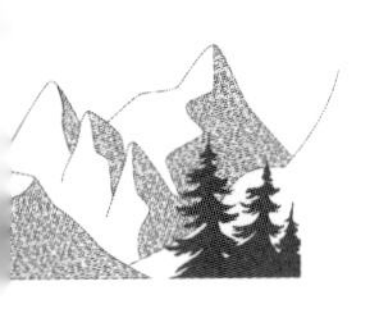

樂的走下去，他必須擁有自己的祕密國度：閱讀、音樂、植栽和底片攝影。但能夠一個人看著外牆上的樹影搖曳而進入怡然自得的世界，應該是終極的境界。這麼說來，無論是所傳達的人生哲學的內容或是電影表現手法，這部電影都可以說是好電影。

昨天看完電影，一整天都沒有接到醫院召喚我回去做放療的電話。直到今天吃早餐的時候才接到醫院來電，通知說機器修好了，可以回去做放療。機器修好了，而且不早不晚正好就是今天早上才恢復正常，讓我們昨天放了電影假，今天早上又順利做完放療。這樣的節奏也讓我們好像有一點完美日常的感覺。

03.27
星期三

放療25

終於看到兩個零

今天是星期三，做第二十五次的放療，同時有主治醫師的門診。今天在診間測量出來的體重是六十一．三公斤，比起上一個星期，又回復了許多。醫師接著向我們報告了一些治療的數據情況。最近一次的抽血檢驗結果，紅、白血球都正常。至於重點關注的PSA則是〇．〇九，所以醫師說：「終於看到兩個零的數字了。」聽醫師的口氣，是她也對這數字感覺高興。

但我知道，PSA數字的降低固然是好事，然而就好像一場棒球賽要打九局，現在的數字嚴格講來或許只是第三局或第二局，甚至是第一局的分數。具體情況上，目前持續進行的賀爾蒙療法每三個月要打一次針，但賀爾蒙療法的意義只在於壓制癌細胞的增長，而不在於殺死癌細胞。而且經過一段時間後，癌細胞就會開始對針劑有抗藥性，因此誰也不知道〇．〇九的未來會是什麼。

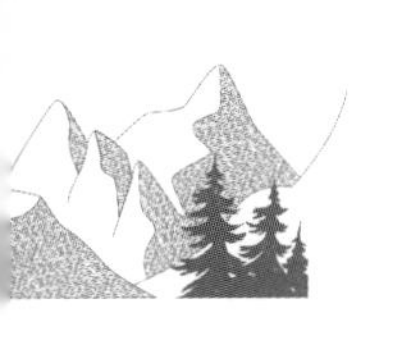

我請教醫師一些問題，醫師告訴我，我所讀到的「每一個男性身上都會有癌細胞，問題只在於癌細胞有沒有興風作浪」，這句話講的並不算錯。人體自身有免疫系統，有些癌細胞可能會被人體的免疫系統處理掉。另外，人體的細胞一直在新陳代謝，有些癌細胞可能在新陳代謝的過程中會自己消失。在這樣的情況下，只要沒事就沒事。

不過聽醫師這麼講，我的問題是，有沒有可能出現PSA為零的情形？PSA為零代表什麼意義？先前網路資訊上也有醫院宣稱，自家醫院所執行的攝護腺癌切除手術，術後檢驗出來的PSA數據基本上就是零。但我想，如果要說經過儀器檢驗出來的PSA數據為零就是最好，那麼是不是買一部比較粗糙的儀器，檢驗出來的數字就很容易是零？關於這一個問題，醫師告訴我，機器的問題歸機器的問題。純粹理論上並不是不可能有PSA為零的情況，那就是把人體全部可能產生睪固酮的器官全部切除掉，就有可能是PSA確實為零，然而現實中很難想像會有需要這麼做的情況。因此在極微量PSA的標示上，譬如〇·〇〇八、〇·〇〇二五或所謂PSA為零，並沒有太多實際上的意義，重點應該是要放在持續性的曲線走勢。

醫師所說的話讓我後來陷入一片沉思：**癌細胞也可能在人體細胞的新陳代謝過程中優雅的隨風而逝，那麼是誰在決定那隨風而逝的運氣？**不是老天爺的話會是誰？印象中以前念西洋哲學史的時候曾經念到一個古老哲學的說法：對應於人世間的我，無垠宇宙的某一個地方有一個真正的我，而眼前世界裡的我其實只是藏身在宇宙間某地方那完整的我的暫時投影。因此，人可能會想要知道那真正的我的完整樣貌與來龍去脈。然而這也像《紅樓夢》裡所說的，保存在太虛幻境裡記錄每一個人生死大事的那本記事簿一樣，是不給人看的。

想到這裡，彷彿眼前PSA數字的意義漸漸淡去。這當然不是說PSA的數字在醫學上的意義不重要，因為它至少還是用來追蹤攝護腺癌的重要指標。我的意思就只是在說世事難料。

……………

對於過往經歷的回想，已經足夠讓人深信，這世界的運轉讓人難以捉摸。母親過

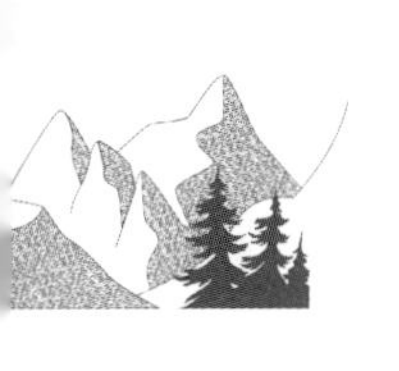

世前一年的跨年夜，我和伊娜到金瓜石跨年，當天山城民宿全部客滿。住進民宿時老闆告訴我們，全部住宿旅客晚上都可以參加當地宮廟前跋桮（擲筊）祈龜的山城跨年活動。祈龜活動由每一間客房的住宿旅客派一位代表許願和跋桮，擲出最多聖杯的就是大家所說的「爐主」。爐主可以帶走去年爐主在今年所奉獻的大紅龜，但是隔年跨年夜時必須回來還一隻更重更大的紅龜。

當晚祈龜活動開始，廟前廣場聚集了數百位民宿客人。參與祈龜的客人許願內容形形色色，大多數人許的願不是健康就是愛情，但也有許多人許願威力彩得大獎。至於大學生，許願期末考試通通過關。小孩子，許願老師不要再出那麼多作業。每一個人每一次跋桮前都會得到全部人的加油，跋桮後群眾不是發出整齊的歎息聲，就是發出高亢的歡呼聲。

由於我對在眾目睽睽下做「說出心內話」的事情會有一些不好意思，所以和大部分其他家庭一樣，推由女主人代表跋桮，然後就尿遁去了。在廁所裡時一再聽到遠處傳來歡聲雷動，聲浪一波接著一波，情緒亢奮還有更亢奮，最後幾乎是要爆炸。沒想到當我尿遁完回到現場時，伊娜告訴我說：「怎麼辦？怎麼辦？我們已經變成爐主了！」聽到伊娜這麼說時我還搞不清楚是怎麼一回事，一問之下才知道，原來伊娜不小心連續擲出今晚最高紀錄的七個聖杯，於是才驚覺一切都在我尿遁之間山河變色，我們變成爐主了。隔一天早上我們捧著一隻十五台斤重的大紅龜回家，家裡九十幾歲的母親心情立刻雀躍起來，因為對躺在床上的老人家來講，那是把很大的福氣帶回家。

今天回想起來，那運氣好像也是真的，因為自從變成所謂爐主過後沒多久，買鞋子的時候抽獎抽到Gore-Tex外套，到圖書館參加週年慶的時候摸彩摸到第一獎的高檔腳踏車。不久前我在整理我的癌症病歷，找出同樣那一年的健康檢查資料，看到檢查報告裡記載的PSA指數是三．三。看起來毫無疑問，那時候身邊一切都很完美，包括PSA的數字在內。

只不過，再跳到下一次的健康檢查以及之後幾十次的例行檢查，情況就一直往負向變化。我才知道，**原來那一年PSA數字**三．三，**對人生而言其實只是一個很表象的東西**。

因為世事難料，古時候的人告誡來者，凡事不宜高調。因此雖然目前PSA降到

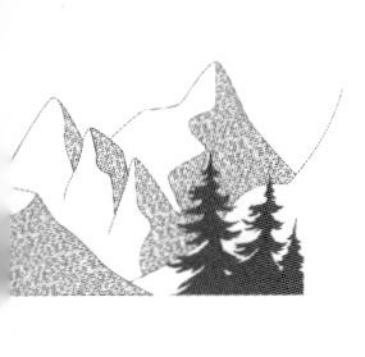

〇・〇九，這數字應該也不是可以讓人放肆慶祝的事情。不過另一方面，我的心情也有一點矛盾，難道PSA降到〇・〇九這件事不能讓我們合乎比例原則的慶祝一下？當然我可以理解，如果人得意忘形，遇到翻船時可能心理上會無法承受。**但既然世事難料，如果碰到可以讓人高興的事情，卻也要低頭行走，這不會走來太過鬱悶？**

事實上，眼前的〇・〇九總比〇・三要好，也比〇・五要好，更比一或二要好，那麼眼前〇・〇九的情況不就也很好？我清楚知道，好景也可能不常，但如果這時候還要努力克制些微快樂的心情，那麼人是要到什麼時候才可以快樂起來？所以今天就讓我們合乎比例原則的慶祝一下，到旗津燈塔去喝咖啡吧！

……………

我們搭捷運到哈瑪星站（以前叫做西子灣站）。出了捷運站，就有店家吆喝著要不要租腳踏車或三輪車，顯然今天的鼓山哈瑪星站一帶已經從五、六十年前做為漁船進出港岸，轉變成觀光重鎮了。現在觀光客可能比較少人會想到西子灣海水浴場，但應該很多人會想到對岸的旗津海鮮。不過對我們而言，海鮮大餐從來不會是一個選項，特別是人多的地方。

如果要說旗津對我們的亮點，第一個應該就是沾薑汁醬油的番茄切盤。上個月女兒從新加坡回來的時候，我們也曾經一起搭渡輪到旗津來玩。那天下船後走到商店街，我問女兒要不要吃沾薑汁醬油的番茄切盤，結果被女兒一口拒絕，好像番茄沾醬油是讓人無法理解的外星人吃法。然而當我點了一盤番茄，女兒在我慫恿下嘗試了一小塊之後，就說她也要來一盤。我說這絕對不是開玩笑，沾薑汁醬油的番茄切盤才是我們真正的台灣之光。

旗津對我們的第二個亮點，應該是燈塔咖啡。通往燈塔的道路繞著小山丘蜿蜒而上。走這一段路雖然也算是運動，但畢竟一小段路不會累人，而且路的兩邊種了很多樹，不像山下光禿禿的街道讓人被迫要一直曝曬在熾熱的陽光下。山路最後一段是階梯，階梯登頂就是白色燈塔，燈塔旁邊就是咖啡屋。

其實我們並不是只為了慶祝ＰＳＡ數字〇．〇九才到旗津燈塔喝咖啡，而是平常就喜歡來這裡走走，因為經營燈塔咖啡的老闆也算我們認識，是外甥女玩衝浪的朋

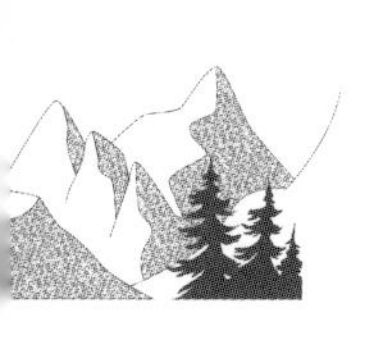

友。老闆先前在一個地點比較偏僻的地方開咖啡屋。舊咖啡屋說是咖啡屋，卻不是一般想像的咖啡屋，因為喝咖啡的地方就在路邊開放的簡陋房子裡。雖然房子四周種了很多漂亮的植物，但沒有幾個人會像我們一樣坐在沒有人煙的路邊喝咖啡。現在老闆換了地方，到燈塔旁邊賣咖啡，生意也興隆起來，從此客人要喝咖啡就要跟著長龍排隊。

排隊排到我們，今天我就試試新口味，點了一杯鳳梨咖啡。雖然時尚人士喝咖啡會講究要喝黑咖啡，但既然我們今天是來慶祝PSA的〇・〇九，所以當然要有一些不一樣，也不必管什麼時尚不時尚的問題。結果我發現自己果真不是時尚人士，因為我喝了一口咖啡以後覺得，加了鳳梨口味的咖啡其實也很好喝。

坐在燈塔咖啡屋前面的大樹下喝咖啡，抬頭可以遠眺高雄港外藍色的大海，低頭可以俯瞰山下成千上百鐵皮屋頂在夕陽餘暉的照射下交錯出一大片擁擠的人間。在這種不同意象的時空際會裡，我無法為心情定型，只能讓心情自己流動。後來又忽然想起來，今天說是要慶祝什麼，但其實也沒有慶祝到什麼。我們只是和平常一樣在這裡安靜的坐著、看著和感覺著。至於如果要說今天有什麼不一樣的儀式，那就是咖啡特別加了鳳梨口味而已。

03.28
星期四

放療 26

癌友的捧花

今天做第二十六次的放療。前往醫院之前，把先前答應朋友說要為新書寫推薦序的事情做個完結。還好這次為書寫序是在我熟悉的專業領域內的工作，昨天晚上才能如期完工。今天早上起來把全部文字再讀一次，然後把檔案寄出。我真的沒想到，已經那麼久沒有做法律工作了，卻會在這個非常時期裡重拾法律工作。只不過我保證不會再有下一次的法律工作，更別說是任務了。

完成任務，心情輕鬆的到醫院做放療。按照慣例在進入治療室前半小時喝水、換衣服，然後塞上耳塞，坐在等候區邊看電視邊等待。在我盯住電視看的時候，有好幾次感覺到，坐在斜前方的外國人似乎不斷看向我這邊。我一開始不太確定是什麼情形，所以也不好意思直接回看過去。後來我不是很經意的看向外國人的方向，發覺他的確是看著我，表情好像是要跟我說什麼。我很疑惑，除了都是在這裡等候放療，我

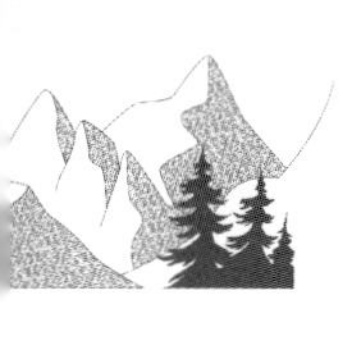

們並不認識，那麼他是要跟我說什麼呢？

沒多久，治療室電動門上方的顯示器顯示，治療室裡面的放射操作程序已經結束，緊接著馬上輪到我要進入治療室。由於時間短暫，我也不便問他是不是有什麼事要跟我說。然而這時候外國人終於開口，但我耳朵塞著耳塞，聽不到他說什麼，於是就再把耳塞拿出來，才知道原來對方問我還剩下幾次的放療要做。我說還有七次。外國人告訴我，現在正在治療室裡頭做放療的是他太太，他們今天做的是最後一次的放療。我猜想他的心情應該很不錯，所以在他太太終於「畢業」的此時，一直想要跟還必須留在這裡繼續做放療的病友說些話。

我想祝福他們，就豎起大拇指對外國人比了一個讚。這時候治療室電動門正好打開，他太太從裡面走了出來。就在我一邊要走進治療室的時候，外國人不知道對著我又說了什麼，但我看到他最後握著拳頭清楚的做了一個要我加油的動作。我立刻也對他比了一個加油的動作，然後進入治療室。

進入治療室，開始了一切我熟悉的動作和療程，但在過程當中，心裡一直因為這位外國人給我的加油而感動很久。我又想起第一天到放射腫瘤部做放療的情形。第一次做放療時對一切情況都不熟悉，我們刻意提早一些時間去辦理報到手續。辦理好報到手續，我和伊娜坐在等候區等候的時候，有另外一對也剛剛做完當天放療的夫妻很親切的和我們打招呼。原來他們同樣是先生因為攝護腺癌來做放療，太太陪伴著一起來。夫妻兩個人看來是太太比較健談，先生聽著他太太和我們的聊天，大多是帶著笑意坐著。太太告訴我們，那一天她先生做的是倒數第二次的放療，隔天再做一次就要畢業了。或許也是因為如此，夫妻兩個人心情都比較輕鬆，跟我們聊了快要十分鐘，分享一些關於他們先前做治療的經過。

那位太太說他們對於多年來老是在等候PSA數字的報告已經習以為常，接著又告訴我們一些放療期間的注意事項，特別是關於飲食的部分，有哪些東西不要吃，譬如生食或紅肉等等。但好玩的是，伊娜問對方說：「那你們有時候會不會還是去吃牛肉？」太太很不好意思的笑出來說：「有時候還是會偷吃牛肉麵，要不然怎麼受得了？」我們才知道原來如此。不過不知道他們所說的「怎麼受得了」是針對放療中的體力需求而言，還是指抵擋不住牛肉美味的誘惑。從太太尷尬的笑，還有她說的是「偷吃」兩個字，我想他們應該是針對後者在講的。聊了一陣子，夫妻兩個人最後都

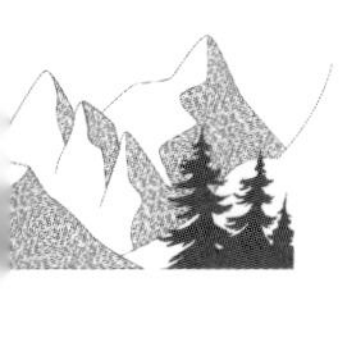

為我們打氣，叫我們不要擔心。

從放療第一天所碰到的那對夫妻的問候，以及今天碰到的外國人給我的打氣，我有一種感覺，**好像在這裡做放療的癌友們，當他們最後即將從全部放射療程畢業的時候，都會試著尋找下一位癌友，送上他們的祝福。那好像是一種儀式，像是結婚儀式中的新娘最後把手中的捧花拋出去，拋給她想要祝福的人，希望接到捧花的人幸福起來。**

於是我開始有一個問題：我畢業那一天要把祝福的「捧花」送給誰？其實對於這一個問題，我並沒有多做什麼思考就決定好了。自從開始做放療以來，在放射腫瘤部的廊道裡，我經常看到一位看來年紀並不是很大的癌友坐在沙發椅上休息。這位癌友A戴著一頂深色棒球帽，大多時候是閉上眼睛在休息，臉色顯得有些疲倦。但特別引起我注意的是，他大約從頸部以上的皮膚都明顯發黑，或許是因為放射線照射部位靠近頭部的關係。我不認識他，但相信他一定是一個勇敢的人，即使一直以來只見到他好像無力的坐在那裡。所以我很清楚，如果畢業那一天要選定一位癌友接受我的祝福和打氣，被選定的人應該會是他。

所謂癌友拋出捧花，雖然只是一個概念，卻又好像是一個清楚的儀式。我在想，為什麼癌友們在自己做完全部放射療程的時候，心裡會有想要給下一個人打氣和祝福的衝動，最後終於像是串成癌友們之間的接力？我想是因為**我們經歷過相同的病痛與挫折，有過相同的擔心或恐懼，我在我身上看到你，也在你身上看到我，因此我們好像是一路走在一起的雙生者。或許也是這隱形相互陪伴的支撐，我們才能些微放輕鬆的繼續走下去。**

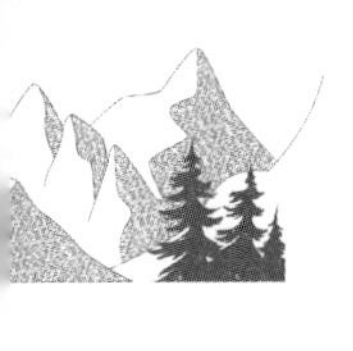

03.29
星期五

放療27

古都走看

今天是星期五。做完今天的放療，又是結束一週療程的週末。既然是週末，就應該要有一點小慶祝。我們打算去台南玩，也在台南住一晚。我們家住台東，每一次想去台南的時候都會覺得路途遙遠。現在既然人在高雄，沒有去台南走走會覺得可惜，特別是想要吃春捲、蚵嗲和小卷米粉的時候，就會想到永樂市場。前一陣子身體狀況不太穩定，胃口也不好，但現在除了偶發的噁心，大致上感覺都不錯，食慾也恢復了。雖然目前飲食上不宜吃炸蚵嗲，但至少應該可以吃春捲和牛肉湯。

我喜歡吃春捲。自從到高雄做放療以來，每當搭捷運在美麗島站轉車的時候，我都會先出站，從一號出口上去買一捲不加糖的春捲，坐在圓環旁邊吃，吃完了再進站轉車。本來這樣搭捷運是要兩段票，但自從交通系統有販賣TPASS以後，一張定期票三九九元就可以讓我一個月內愛怎麼搭就怎麼搭，所以我一個月內就放心的愛怎麼吃就怎麼吃，每經過美麗島站一次，就出站吃一捲春捲。時間充裕的時候，再加上隔壁店的一碗苦瓜排骨湯。

至於台南永樂市場的春捲，更是我個人的最愛。除了菜料乾淨，豬肉有分肥、瘦與半肥瘦，當然也可以選擇無肉。加糖有分無糖、全糖、半糖、微糖，還有微微糖（但目前還沒有微微微糖），也可以選擇無糖但保留花生粉。春捲捲好之後，店家還會把表皮稍微回煎，除了加溫，還能保持春捲皮的乾爽，可以說是老闆對於自家春捲的細心與自豪。

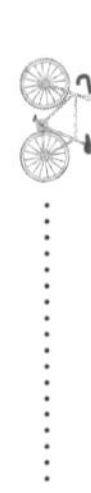

我們坐火車到台南。出了火車站（每次在火車站前排隊等計程車都好似陷入一陣混亂的戰局），我們選擇走到對面的便利商店上網叫計程車。三分鐘後，計程車就來接我們，輕鬆愉快的到達永樂市場。可能是因為小週末的關係，儘管已經下午兩點多了，春捲和蚵嗲店家前面都大排長龍。不過既然美食味美，也是值得吃客排隊。買到

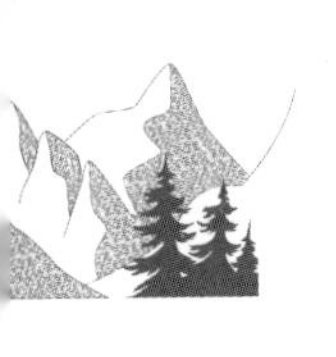

春捲後，我們一路往市場尾巴的方向走，想要找個地方可以坐下來吃春捲。

走到市場末端出口，看到海安路上斜對面一間大房子，側邊有一面木造的古屋造型，而前面正好有一整條的長板椅子可以坐，後面可以靠背，坐下來還可以好好觀賞馬路上的觀光客和在地人來來往往的生活風情。我心想怎麼會有這麼絕佳的座位，於是就不客氣的走過去，坐下來吃起春捲。但就在人生如此圓滿的時候，有位老先生走過來告訴我們，這裡以前是經營好幾十年的棺材店，大家都不會坐在這裡。我們向老先生道謝，同時起身移動到馬路中間的徒步區，另外找個地方坐下來。

奇怪，剛剛怎麼沒有察覺，這麼好的座位都沒有半個人會坐在這裡，那不是怪怪的嗎？而且坐在那裡吃春捲的時候，路過的行人不是有人在看我們嗎？應該是那時候我們心中只有春捲，無暇顧及其他。還好我們心中不會有什麼疙瘩，比較在乎的其實是怕兩個人好像異類，擾動了在地人的生活氛圍。

吃過春捲，習慣上應該還要去吃牛肉湯。我們找到一家朋友建議的店家才走進去，因為朋友一再告誡不能吃錯家，要不然會悔恨很久。不過好像也沒有什麼可以悔恨或不悔恨的，主要是疫情後物價呈螺旋式的飛漲，現在牛肉湯的價格從小碗的一百二十元起跳，一直到兩百元一碗。我們後來想想，雖然牛肉加薑絲沾醬的味道很搭，但以後還是等有機會去大飯店吃自助餐的時候再吃牛肉湯。現在大飯店自助餐的汆燙薑絲牛肉湯也是軟嫩鮮甜無比。

牛肉湯吃完之後，說來也是有一點無厘頭，忽然想去吃義大利麵。到台南吃義大利麵，而不是擔仔麵，有沒有搞錯？其實沒有搞錯，因為我的腸胃不宜吃肉燥一類多油的東西。我們用手機上網搜尋，找到也是在市中心的一家義大利餐廳，除了吃茄汁義大利麵，又喝了咖啡，搭配餐廳自製的手工起司蛋糕。近來即使是便利商店的咖啡和起司蛋糕，也已經成為我休憩時慣常享用的經典組合。雖然這樣的國民經典組合售價甚至不滿一百塊錢，但搭著蛋糕的咖啡給我的愉悅度應該不輸給台北據說一杯四千多塊錢的咖啡。

結束美食時間，接著去林百貨。我們已經數不清去過林百貨幾次了，但是因為有趣，每次到台南時都還想再去。這一次去，感覺好像圖書區增加了很多書籍擺設，大致上都是屬於人文或社會領域的書。陳列架上推薦了很多有趣的書，但買書書太重，會帶不動，今天只能先看其他一些好玩的東西。

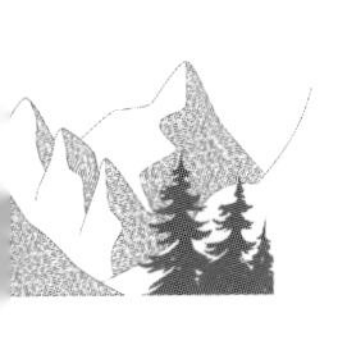

林百貨之所以讓我們去了還想再去，是因為東西很多，而且幾乎全部的東西都在告訴你一些台灣的故事。但也因為東西很多，所以每次去大概都只能先看一些，留下大部分的東西等下次再來看。不過有一兩樣東西可能是每個人第一次去就會被吸引的，第一個就是林百貨的電梯（流籠），也是南台灣歷史上第一座商用電梯。當我們走進林百貨時，電梯前面已經排隊排了有點長，所以我們走樓梯上去。其實我也對走樓梯比較有興趣，主要是因為走老屋的樓梯最可以讓人有進入老屋的感覺。

台灣的老屋室內普遍都是磨石子地，樓梯也是。磨石子地經過長久的踩踏琢磨，地面自然微微泛光，感覺那就是名符其實的「踏實」。不過現在的人爬老屋的樓梯時應該都立刻會發現，梯階的高度比今天我們一般人家裡或集合住宅公用樓梯的梯階高度明顯高出一些。估計這老屋的梯階高度應該接近二十公分，不禁讓人有點納悶，因為古時候一般人的身高不如現在的人，所以要爬這樣高度的梯階應該會有點累，甚至會是一個有難度的挑戰。那麼為什麼台灣老屋大多是這種梯階高度的設計？或許是為了節省地面面積的關係吧？儘管如此，為了再體驗老屋的美、磨石子地的硬質感、樓梯的轉折、邊窗上的花框，以及從邊窗透入的陽光，我們就一步一步走樓梯上去。雖然樓梯比較陡，但走樓梯也可以當作是一種運動。

還有個東西顯然屬於我們這種年紀的人記憶的一部分，它被擺在林百貨大門進去的地面層，就是陪伴著沙發椅的電視機。當然今天幾乎每個家裡都有可能已經沒有在看又幾乎全新的電視機，但擺在林百貨的電視機是古時候的電視機。我們小時候看的電視機自有它的時代風格，除了氣派，最大的特色就是電視機有拉門，所以看電視的時候必須先拉開兩扇窗簾般的拉門，然後才出現電視螢幕。為什麼電視機要有拉門？這問題大概從一個地方就可以窺出端倪了，就是電視機的拉門拉上後還會有鑰匙孔可以上鎖。如果還要追問，為什麼電視機要上鎖？那或許只能說古時候電視機珍貴，因此怕人家偷看了我家電視機播放的好看的連續劇。

林百貨裡面的東西多到數不完，故事也多到說不完，所以我私下認為這是一棟活的台灣故事館。當中許多屬於美學層次的舊時物，現在雖然僅僅以概念的形式而存在，其實都已經不簡單。譬如窗花，今天在台灣已經少見。在林百貨陳列販售的東西裡頭可以看到窗花的概念，但只能轉化為不同材質的杯墊或托盤。

回想我們自己蓋房子的時候，曾經到屏東一帶的窯燒廠尋找一些窗花圖案的壁磚

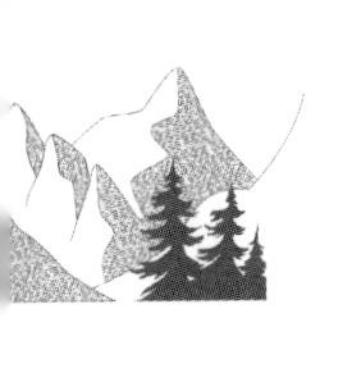

窯燒，心想這些窯燒或許可以嵌在某一些立面牆上做藝術裝飾。不過當我們向工班提出這樣的構想，大家都用不可思議的眼神看著我們，淡淡的說現在沒有人這樣做了。當然我們也清楚，工班拒絕的背後其實是施工成本的問題。但如果美（以及其他一切品質概念）的價格是如此昂貴，那根本上應該是當代社會的文化選擇問題。想到這些，我們幾乎每一次到林百貨都會買一點東西帶回家，今天買的是兩個咖啡杯。

看過林百貨，我們就近又到台灣文學館，不過才進入文學館沒多久就接到台南L教授的電話，問我們說今天晚上和幾個台南以及特別從台北趕來的老朋友聚會之前，能不能先到飯店來看我們，這樣可以多一些時間聊聊天。我們和L教授已經很久沒約了，很高興又可以在台南和她碰面，馬上就說好，同時離開台灣文學館，直接回飯店。在飯店一樓和L教授碰面，聊天聊了一個小時後，朋友開車來接我們去吃飯。晚上吃的是正港的一道道的台南美食。吃了在地人帶路的台南美食後才知道，我和伊娜自己到台南吃的永遠是那幾樣小吃，好像是太小看台南人了。

第二天，我們計畫繼續文化巡禮。早上十點多從飯店出發，才出門沒幾步路就可以感覺到，如果不要太嚴格計較年分條件，台南街頭應該有全台密度最高的古蹟或寺廟。光是我們入住在民權路上的飯店，出門兩個左轉到忠義路上，兩三分鐘內就看到一間三關廟、一間五帝廟，和一間鄭成功祖廟。三間廟當中兩間是鄰居，另一間是對門，儼然是一個神明小社區，神明沒事的時候還可以到隔壁或到對面串門子。不過寺廟（甚至光是媽祖廟）實在太多，多到你不知道誰是誰，所以我們今天的文化巡禮最想去的是美術館。

還沒有開始文化巡禮，接近中午的太陽已經讓人感覺到天氣的炎熱，所以反正是順路，就先到孔廟附近一家老牌冰果室吃水果。週六的水果店外觀光客滿滿，我們也排了一下隊。吃過水果，在附近走走的時候，又發現街上有一個阿嬤賣的古早味排骨飯。阿嬤賣的古早味排骨飯和市面上（不管如何有名氣）千篇一律的排骨飯完全不一樣；後者不管是滷排骨或炸排骨，多是裹著厚厚一層粉的重量油炸物，外表看起來油油亮亮，一口咬下去才發現排骨肉只是輕薄如三奈米般的概念性存在。由於阿嬤賣的排骨飯排骨就是排骨，肉質新鮮又完全不裹粉，從此以後我們的台南美食清單又加了

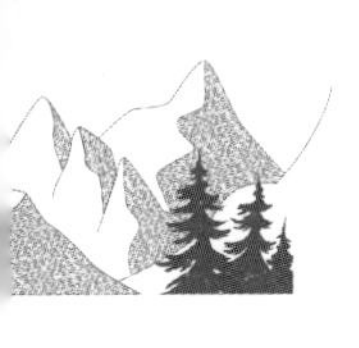

一樣。

吃過排骨飯，照顧了肚子，也真的是要照顧一下文化的事情了，於是前往美術館。美術一館展出的是和台南相關的一些歷史和地理演變的回顧，還有一些當地的人文記事。關於歷史和地理演變的回顧，我們多多少少在過去的教科書或其他資訊裡也會看到，但影片裡講到台灣的地理時，有句話讓我印象深刻：「當你沿著台灣的海岸線繞一圈，那是台灣的輪廓，但其實那同時也是地球大海邊緣的輪廓。」原來當人把心打開的時候，人所看到的世界是可以不一樣的，或許那才是所謂的海洋之心。

在介紹台江內海的時候，特別提到古老哲學家所說的話，「人不可能踏入同一條河流兩次」。不過影片中要說的是，今天自然科學家有不同於古老哲學家的看法，自然科學家提供了一些人可以踏入同一條河流兩次的概念和證明。但其實影片要說的和古哲學家在說的是不同範疇的問題，因此所謂不同說法，實際上並沒有所謂相同或不同可言。

台江內海的地理形成是一個例子，可以見證所謂滄海桑田的變化。這樣的歷程也是地質學上的探究一再告訴我們的事情。用台灣的地貌生命來說，幾億年來有兩次的地殼從海平面下擠壓上升到今日海平面上玉山高度的過程，之間也曾經從海平面上沉沒到海平面下。姑且不論大地震帶來的巨型地殼變動，今天觀光客到東部海邊撿拾的漂亮石頭，其實也是高山巨石經過可能幾十萬年或幾百萬年朝向大海的滾動與琢磨才變化出來的。

在這樣的地形地貌變動下，如果一個人可以活幾億年那麼久，那麼用簡單的比喻來說，可能你現在腳底所踩踏的東經一百度、北緯一百度的家門口這一塊陸地，在未經地殼擠壓起伏的一百萬年前仍然隱身在海底。時間再度倒推，同樣這一塊陸地在兩百萬年前也曾經是高於海平面的陸地，只不過後來又因為地殼的擠壓起伏才沒入海底。這是科學家所謂「人可能踩踏同一塊土地兩次」，也是所謂「人可能踏入同一條河流兩次」的意思。

當然沒有人可以活幾億年那麼久，這些說法只是用比喻的方式來說明這有形世界的變化無常。但是我從這裡想到的是，**在這世界的變化無常底下，到頭來總是塵歸塵、土歸土。既然如此，今天我們眼睛所看到的一切事物之間，甚至我們眼睛所看到的你、我、他之間，界線是真實的嗎？**

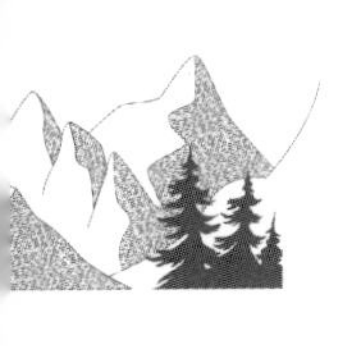

至於美術一館的展出，人文記事的部分讓我印象最深刻的，應該是畫家翁崑德的藝術與作品修護展，是結合藝術史研究和透過科技應用的作品修護成果的展覽。全部展覽內容都很有趣，但內容太多，最後我清楚記得的也是翁崑德的一句話：「我決定要畫取悅自己而非優先取悅他人的畫……」

關於一個人應該優先取悅自己或優先取悅他人的問題，給人產生的第一個想法好像是，一個人性格上取悅自己就比較自私，性格上取悅別人就比較無私。但事實上，世事複雜，應該沒有什麼可以一概而論的答案。我想到的例子是台灣近十幾年來風行的馬拉松路跑或鐵人三項活動；主辦單位固然因為辦活動而賺得荷包滿滿，是取悅了自己，但活動帶來群眾健康的效益和對生活的熱情，也取悅了無數的別人。這並沒有什麼不好，甚至應該說是一種完美境界。再看像翁崑德這樣的藝術家，堅持自己的美學觀點，不管別人的眼光，以至於沒能夠賣出去幾幅畫，這應該就是他所說的「要畫取悅自己而非優先取悅他人的畫」。

對於藝術家而言，這是一個重點問題：藝術的重量可以有多重？重到可以不管一切世俗的眼光，甚至可以不管個人的生存條件？當然這一個問題不會有標準答案，最後端看藝術家自己的人格特質。就像英國文學家亞瑟・本森（Arthur Benson）在《沉寂居所》（*The House of Quiet*）書上所說的，有時候他會自覺到「藝術創作也不會比這個世界上其他更為務實的工作高尚多少」，但有時候他會挫折於「很難見到一個想要拓展心靈且充滿想像力的人」。至於今天展覽內容的主角畫家翁崑德，從展覽的敘述內容來看，他的家境背景雄厚，沒有任何生計上的煩憂。在這種情況下，如果藝術家獨特的眼光看到的是自己的美學可能攀升到一個更高的層次，就好像很多學院音樂家獨獨鍾情於世俗人難以接近的古典樂，那麼孤獨就不算什麼沉重的代價。因此他的取悅自己並沒有什麼不好，反而也應該說是很好。

因此重點不是取悅自己或取悅別人的問題，而是成本效益上的比例原則問題。**譬如今天有些政治人物或網路上的直播主，為了聲量或流量而不顧個人真實的認知，甚至不計社會與國家成本，無論於公於私都是災難。**

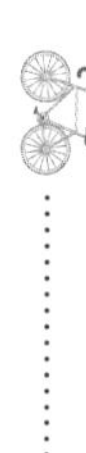

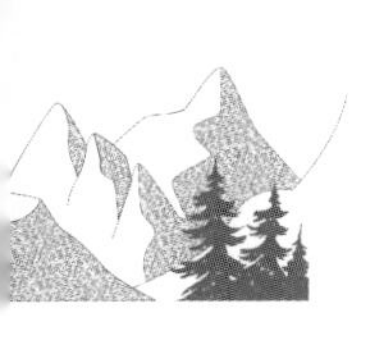

看完了美術一館，我們再前往美術二館。美術二館目前的展出也有不同主軸的內容，但可以觸動我的並不是工商社會應用領域裡大人物的生平特展，而是智障者家長總會所推出，心智障礙小朋友的一系列圖畫作品。這些作品不管畫的是具象的墾丁海浪或是抽象的無題，感覺既像從幽微的人心深處穿透出來的生命力的躍動，又像來自另外一個世界的話語傳達，因為今天我們所熟悉的人類社會看不到這樣的表現方式。借用展場的文字說明，「藝術是對心智障礙者不同角度的認證」，在這些作品裡呈現的是「直球式的穿心引力」。所以展覽主題就選用了日本和田江美子的書法作品：自由の力。意思是，「心智在此皆是自由且有力量的展現」。

看美術館的展覽花了很多時間，走出美術館時已經四點多，我們想乾脆趁著店家打烊前再去帶幾捲春捲回鳥松家當晚餐，於是叫了計程車又殺到永樂市場一趟，還好店家也還沒打烊。

但這一整天活動的結尾卻讓我們驚嚇一場。當我們到了火車站，要刷卡進站時，伊娜發現她的悠遊卡遺失了。悠遊卡遺失本來是沒有什麼關係，裡面儲值也不多。問題是那一張悠遊卡是幾年前跑萬金石馬拉松時的紀念卡，非常漂亮的紀念卡，掉了會讓人傷心很久的紀念卡。我們毫無概念到底悠遊卡是在哪裡遺失的，沒辦法說要怎麼辦，只好先另外買火車票上車再說。在火車上，試著打了幾個電話到這兩天活動過的地方，看看能不能把悠遊卡找回來。結果讓人喜出望外，台灣文學館服務台說有人撿到悠遊卡。服務台在電話裡做了一些核對工作以後，確認那張悠遊卡就是伊娜遺失的悠遊卡。結果我們緊接著在下一個火車站跳下車，再坐下一班次反方向的火車回到台南火車站，出站又到對面的便利商店叫了計程車，計程車坐到台灣文學館把悠遊卡領回來，再叫計程車回到台南火車站，再坐下一班次火車回高雄。

領回悠遊卡的時候，台灣文學館服務台的人員告訴我們說：「既然火車跑掉了，意思也就是叫你們要在台南多停留一天，台南還有很多好吃的東西。」我想，這樣講也沒錯。但做了一個星期的放療，接著又在台南馬不停蹄的玩了兩天，感覺身體是需要回鳥松家稍微休息一下，才好迎接下一週的療程。雖然不可能在台南多留一天，但想到失而復得的萬金石馬拉松紀念悠遊卡，我們還是滿心歡喜的坐上回高雄的火車。

我們這一趟兩天的台南行收穫滿盈。我特別記得第一天傍晚回到飯店後和L教授坐在飯店一樓餐廳（也是給客人休憩的交誼廳）裡，寒暄之前我去倒了一杯咖啡，同

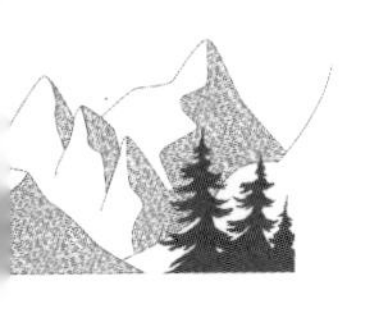

時挖了一大球巧克力冰淇淋。我們坐下來開始聊天，說說一整天所看到、吃到的東西。聊到一半，我從面對的爬滿綠意的邊窗看出去時，隔著一條小巷子正好看到對面房子的幾個邊窗上，外面圍住的就是美麗的金屬窗花。我正在說窗花的事，窗花就出現在眼前人家家屋的牆壁上，於是我對L教授說：「你們台南果真是一個有點神奇的地方。」

04.01
星期一

放療28

身體的意義

今天做第二十八次的放療，不過因為半夜起來工作比較久的關係，早上起床的時間晚了許多。眼看要到醫院報到的時間已經很急迫，今天又正好伊娜有其他事情先出門了，我趕快請社區警衛室幫忙叫計程車。計程車司機有練過，一路身手矯捷的直接殺到醫院，終於趕上報到時間。

在醫院給我的放療手冊裡，注意事項第一條就提到要有充分的睡眠。我並沒有太在意這注意事項，因為我長久以來沒有什麼睡眠問題上的煩惱。只不過當我工作的時候，常態性的會在半夜起來工作個幾個鐘頭，有時候是兩、三點起來，最慢是四點多，即使在做放療的期間也是如此。我覺得一切都還好，因為工作累了還是可以回去睡覺。

現代醫療科技是在維護人的身體健康以及生命延續。但其實**對人而言，更根本的**

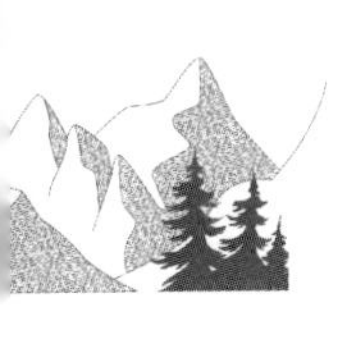

問題應該是，身體健康之後是要做什麼？這一個問題才是時時刻刻圍繞在我們這一個（不管健康或不健康的）肉體的問題，否則即使身體健康，除了身體不會有痛之外，人找不到身體存在的意義，感覺會是什麼？

哲學家塞內卡寫了〈論生命之短暫〉（De Brevitate Vitae）。如果從標題來看，一定會有很多人以為〈論生命之短暫〉的內容就是在慨歎生命的短暫。但其實不是，像塞內卡這樣的哲學家怎麼可能出現慨歎生命短暫這樣的動作？塞內卡要說的是，因為生命短暫，所以人不應該把時間浪費在沒有意義的事情上面，就好像書上所說的，「那些被瑣事纏身的人，只有在生命終結時，才意識到時間的存在」。因此最後的問題自然是，什麼是瑣事？

對於什麼是人生瑣事的問題，塞內卡在書上舉了無數的例子，每一個例子都可以說是極盡諷刺之能事，當中我認為文字最精彩的段落之一，是塞內卡描述到關於理髮的例子：「那個在理髮上浪費很多時間的人，頭髮要一絲不亂，一會兒覺得這裡不夠整齊，一會兒又要修剪兩邊稀疏的頭髮……要是哪根頭髮沒有被剪好，他就會異常憤怒。你覺得這樣的人悠閒嗎？」當然人要活下去還是要吃要喝要住要穿，以及很可能只是為了現實生活而必須工作賺錢，而剪頭髮這件事只是當中很具象的一件事。

問題是，一旦人一直把時間和力量花在每一件物質概念的事情上頭，看起來「總在為改善生活拚命工作」，卻不知「拖延才是對生命最大的浪費」。在〈論心靈之安寧〉的文章中，塞內卡更是說出了一個殘酷的事實，「越是自身層次不高的人，往往越熱中忙忙碌碌的生活」，「直到對自己厭惡和疲憊」。

對於「拖延才是對生命最大的浪費」這句話，根本問題在於，拖延是拖延什麼東西？有關於這一個問題，或許塞內卡所說的，「我們所追求的，是讓心靈在一條平穩和安詳的道路上行走。我們能夠正確地面對自己……接受自己所處的環境並保持快樂的心境」，可以算是一個答案。塞內卡認為，「只有潛心鑽研哲學的人，才是真正悠閒自在、真正活過的人」。不過我想，那是就塞內卡這個人而言的。至於其他人，**每一個人的道路顯然要依賴每一個人自己去探索**。值得注意的是，塞內卡甚至認為，「還有一些人熱中嚴肅地鑽研某些學問……研究這些或許可以被原諒，但這到底對人生有什麼幫助呢？」我想這是針對把研究工作視為「改善生活」的途徑的研究者而言的；換句話說，如果研究的意義不是可以「給人純粹的快樂」，那麼「他們的快樂總夾雜

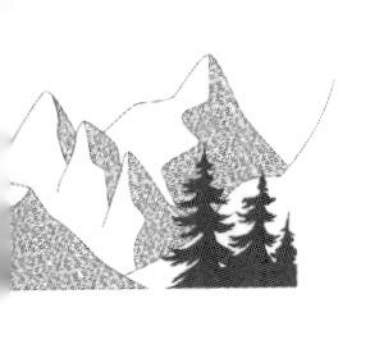

著不安」。

因此講到人的身體意義，對我而言，我一直認同「我思故我在」這句話。我不好意思像古時候哲學家那樣說：「沒有思考的人生是不值得活下去的。」但對我自己，生活最基本的工作就是思想。我習慣於在生活中不斷的思想，因此甚至可以說我的生活本身就是我的工作。大家可能都會覺得這樣的說法很奇怪，因為所謂工作指的應該是有一些身體上的動作（即使不是類似綁鋼筋或釘模板工人的大動作，也要是保全人員動眼睛或是商場談判時動嘴皮的小動作），以及別人願意因此付錢給你，才叫做工作。至於思想，身體沒有動靜，甚至眼睛閉起來也可以運轉，沒有人會看到你的身體是在工作，更沒有人願意因此付錢給你，這怎麼可能叫做工作？

當然這種想法在經濟學上看來也是必然，因為沒有提出現實的產品給付，要如何要求人家給付對價？這麼說來，好像人生意義的工作和經濟意義的工作是接不上線的東西。不過仔細想，應該也不是如此。不管是藝術家、文學家或哲學家，如果人不是可以帶給別人一些有形的東西，思想的人生意義是什麼？更根本的問題甚至是，假設像魯賓遜一樣漂流到無人荒島上終其一生的人是一個音樂家，那麼他還會，以及還要繼續音樂創作嗎？因此，不管是從人生意義或是從經濟意義而言，不管是思想工作者或是勞力工作者，所謂工作最後的內涵勢必包含身體表現的過程；換句話說，是要讓別人接收得到一些具體的東西，因此也讓人願意給付工資的行動。譬如小說家把生命中一段幻影的流動定型成為文字，讓讀者可以讀到故事，或是音樂家把心中的旋律定型成為樂譜，或更進一步演奏出來，讓聽眾可以聽到音樂家心中的旋律。

就在這樣的工作意義底下，三更半夜坐在電腦前打字這件事，對我而言是重要的。但另一方面，在身體健康問題的考量上，有什麼事是非要在三更半夜做不可？其實我在這裡不能不感歎人體大腦功能的奧妙。我時常會懷疑，白天的我可以思考出什麼東西來？白天的我，是可以應用我所學過的公式去運轉出許多問題的答案。譬如三十七乘以二十六等於多少？對於這一個數學問題，今天通常的處理方式就是把計算機拿出來按鍵按一按，答案就出來了。又譬如除草，程序上就是要先為除草機充電，以

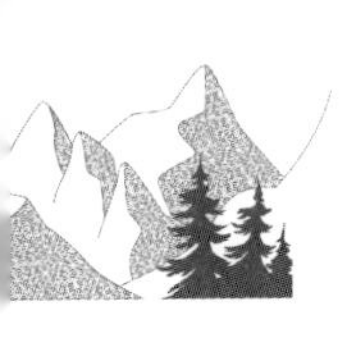

及在草地上用固定的角度手持除草機，然後按下保險鈕，同時按下啟動鈕。問題是如果碰到沒有公式可以套用的問題，譬如創造性領域的工作，不管是人文或自然科學，我經常要懷疑，思想工作真的是依賴人類白天大腦的邏輯運算就會有答案嗎？

我自己的經驗是不太可能。而人體的奧妙就在於，大腦會在你沒有意識到的狀態下，譬如在你睡覺當中，自己安靜的持續工作著，處理著最艱難的問題。然後她會在某一個時間點把答案告訴你。對我而言，她會在半夜裡把答案的訊息傳遞給我，我也會在這個時候醒過來，把剛接收到的訊息固定下來。當然我相信，天下沒有白吃的午餐；白天的大腦不工作，晚上的大腦也不會工作，更不會給人答案。大腦最深處會負責，也只負責處理人經過白天的掙扎卻找不到答案，甚至找不到方向的問題。這也是我為什麼要在半夜工作的原因。

不管是就哪一個角度的意義考量，思想與記錄是我最後的工作。而這個工作在人類大腦的運作模式底下，有很多只能在半夜進行。我在工作時感覺輕鬆，感覺沒有負擔，甚至感覺是在飛翔。**我不接受癌細胞對我生活根本性的干擾。這樣的選擇給了我生活最大的自由，與自在。**

04.02
星期二

放療29

療癒清單

今天做第二十九次的放療，做完今天的放療，我的放射療程就只剩下三次。我們最近真的有想過，結束了抗癌的放射療程以後，是不是要做些什麼屬於特別願望的活動。所謂特別願望的活動，指的並不是日常生活瑣瑣碎碎像吃大餐或住飯店的事情，而是有些「不平凡」的事情。用電影來做比喻，就像是《環遊世界八十天》一類的。但是這樣做的意思是什麼？是類似電影《一路玩到掛》的情節，裡頭兩個上了年紀的男主角因為治療癌症在醫院裡相識，於是出院後就一起行動，完成了自己遺願清單上的事情，從此此生沒有遺憾？

其實要說做什麼事情可以讓人此生無憾，我覺得是講得太沉重了。如果人非必要做什麼又做什麼以後才可以讓此生無憾，那麼一旦計畫趕不上變化，譬如碰到疫情，哪裡都不能去，可能此生就很尷尬了。因此人生當然可以大吃大喝和大玩，但與其開

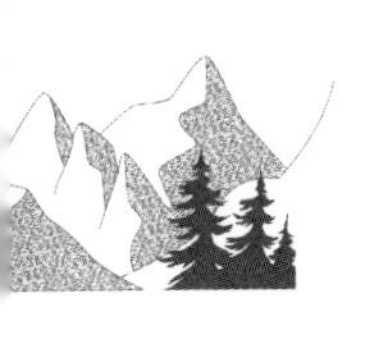

列要讓人生無憾的遺願清單，或許不如說今天高興做什麼就去做什麼。

自從二〇二〇疫情以來，有很多人受不了疫情帶來讓人幾乎要窒息的壓力，流行起長征西班牙的朝聖之路。但西班牙的朝聖之路對我來講是太遠了。我說的太遠有兩個意思，一是徒步走八、九百公里的路，體力負擔太大；另外一個意思是，飛機航程太遠本身就讓人不舒服。因此我早就決定，飛行時間超過五個小時的地方，基本上就不去了。會這樣說，固然是因為坐在飛機上狹窄的空間裡頭讓人不舒服，但背後的理由是，就我個人的感覺而言，沒有什麼地方的旅行是值得付出超過五個鐘頭舟車勞頓的代價。當然，這世界上每一個地方都會有她獨特的風采，但只要人用心看，五個小時航行時間以內的地方也都有她獨特的風采可以給人帶來快樂的心情。因此雖然西班牙朝聖之路會給人帶來療癒的效果，但應該和我無緣。

土耳其的旅遊也是如此。自從大約十二、三年前去過土耳其旅遊之後，我就可以理解人家說過的一句話：「如果這世界上只有一個國家可以去玩，就去土耳其；如果這世界上只有一個城市可以去玩，就去伊斯坦堡。」只不過土耳其和西班牙一樣，距離台灣的飛行時間超過五個小時，因此如果現在要出國，我寧可選擇去日本，因為在黑部立山時沿著蓊鬱的溪谷步行，感覺和在土耳其的溪谷步行沒有兩樣，而走到溪谷步道的尾端，餐館裡真正日本的蕎麥麵加味噌湯也和土耳其道地的地中海沙拉加芝麻烤餅一樣好吃。

那麼就決定要去日本了嗎？如果不是考慮到已經答應和女兒一起去日本玩，其實疫情過後的日本旅遊不只旅費暴漲，而且遊客爆滿，因此對我而言，可以在墾丁香蕉灣或帶著希臘風情的萬里桐岩灣浮潛，看著珊瑚和熱帶魚群就已經是完美。或者也可以就近開車到花蓮去玩，因為我喜歡花蓮海邊有無邊際泳池、出門就可以在海岸公園路跑的簡單飯店給我的自在與舒適。

有位喜歡騎腳踏車環島的年輕朋友很早以前就曾經向我們提到，可以一起騎腳踏車環島。對於這一個提議，我和伊娜曾經蠢蠢欲動，因為事實上我們十幾年前就開始瘋騎腳踏車了。但我們是「肉腳」，以前看到捷安特九天騎完環島行程，平均一天要騎一百多公里，我們就不敢報名了。雖然後來年輕朋友所約的環島自由騎，時間可能多了一天，但好像也沒有比較不累人，所以我們就真的死心了。

大約五、六年前，我們還可以騎腳踏車從台東越過玉長公路到花蓮，但去年為了

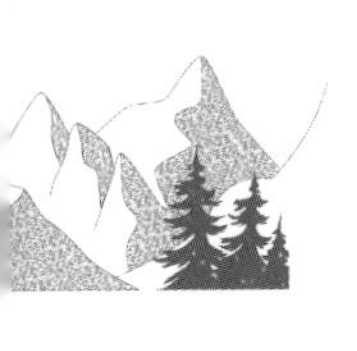

年輕朋友的約騎，我們特地自己先重新練騎，一趟從台東騎海線到成功來回，另外一趟從台東騎山線到池上。但是騎池上那一趟，幾乎一路都是上坡，騎到池上時已經鐵腿，只好趕緊買一罐一條根來按摩，接著到飯店住一晚，順勢吃大餐，人和腳踏車隔一天一起坐火車回家。因此現在說要到哪裡又哪裡，我們算來算去還可能去的或許是徒步環島，或許也可能是徒步不環島。

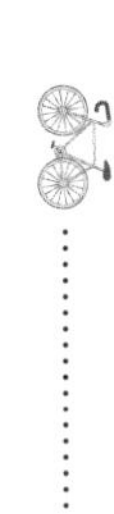

我最後的想法是，如果身邊的日常就可以讓人快樂起來，那麼我就沒有必要跑到遙遠的地方去尋求驚豔。幾十年來，如果讓我在生活當中找一件好玩的事情，我第一件會想到的事情就是游泳。在我的感覺裡，只要人夠細心，游泳是一件可以讓人做一輩子，學習一輩子，也快樂一輩子的事情。每一次游過泳後，不只感覺到全身細胞甦醒，好像靈魂也洗滌過一次。重點是，人不可能每一天去環島，更不可能每一天去日本，卻可以每一天去游泳，這不也是電影《我的完美日常》的意思嗎？

對我而言，游泳的意義應該是玩水，因為游泳好像是一件帶著一點做功課的意味，甚至是有責任意味的事情，而玩水就只是玩，就只是遊戲。如果要說游泳就是游泳，而不只是遊戲，我們會想到的是速度有多快的問題，連帶的是動作正確不正確的問題，再接下來是局部拆解的技術問題，再接下來又是整體協調的問題。其實儘管你可以在陸地上比劃說手要怎麼划，腳要怎麼打，或是說腳幾下配合手幾下，但如果不是天生有細胞，保證你到水裡就會知道，手腳不歸腦袋管。尤其是對初學者而言，要對抗溺水的恐慌已經讓人六神無主，怎麼可能還有辦法說要腳幾下配合手幾下？所以就和遊戲的基本哲學一樣，戲水才是根本之道。一旦你可以悠然於水中，自然會摸索出讓身體有效前進的方法。當然游泳還是有游泳的技術問題，但如果不是泳者可以悠然於水中，也不可能體會出游泳的技術概念。

關於游泳，理論上可以用所謂的魚式游法，也就是讓身體用最小的面積，好像穿過一個狹窄的圓洞一般的通過水阻，問題是這就要依賴全身肌肉在時間差、角度和力道上的協調；簡單講，用說的就會很容易。

我有很長一段時間游自由式時前面負責定位的一隻手老是會偷跑了一兩拍，即使

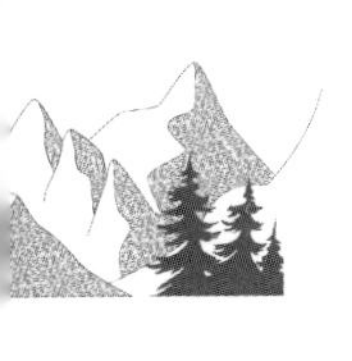

我刻意要把它固定住，前手還是會不由自主的偷跑。我曾經嘗試用不同的意念法要克服這一個問題，譬如獨木舟游法、太極拳招式的倒攆猴游法、大車輪游法，或我個人獨創的滑翔機游法等，不過嘗試的結果有時候好像稍微可以，有時候好像又完全不行。我上過很多課，上課時一般教練都會講到一些技術問題，但好像沒有太大的幫助。後來之所以可以慢慢抓到一點訣竅，其實是從決意要放膽做自己開始。游泳這件事要怎麼放膽做自己？就是好玩就好。

每一個人的身體條件都不一樣，很難說游泳會有一個絕對的標準動作。譬如說有些選手級的動作，效率很好，也很漂亮，但如果不是有強壯的核心肌群做後盾，可能一般人往往是東施效顰，手一划時身體就歪掉了。至於一般級的效率問題，大部分教練對於自由式游泳都會反對所謂的大車輪游法，因為大車輪游法會增加水阻，卻沒有抓水和推水的足夠效果。但我的感覺是，大車輪游法（或滑翔機游法）基本上可以讓人一開始在心情上就很放鬆。相反的，一開始就專注於所謂的標準動作，會讓人肌肉和情緒都繃緊。我自己嘗試過，不管是所謂大車輪游法或滑翔機游法，給人的感覺好像是在做瑜珈時的全身伸展，可以伸展多遠就伸展多遠。等到全身細胞隨著身體的伸展而放鬆下來，要怎麼修改動作再說。

所以如果我是教練，我在一開始的三天游泳課裡，會讓小朋友坐在水底下發呆或數完自己的十根手指頭，數完手指頭就再數腳趾頭。總之讓他體會身上的細胞和水接觸的感覺，讓他體會自己的身體可以輕鬆的和水好好共處，喜歡的話還可以讓身體在水的懷抱裡滾來滾去。這樣的感覺是一般生活經驗裡所沒有的，因為人在水裡沒有重量，只剩下靈魂的自由。

至於游蛙式，對於一般人而言比較不會那麼累，所以自由式游不動時可以游蛙式。特別是陽光在頭頂上的時候，你可以垂直看到你的影子在池底貼著小磁磚地面快速巡弋前進，那在水底貼著小磁磚地面前進的一條魚就是另外一個你。蛙式也游不動了就游仰式，或乾脆仰漂就好，反正目的就只是要好玩。**雖然「好玩」這兩個字說起來好像有一點不夠嚴肅，有一點不夠高尚，但如果快樂是人生最大的願望，那麼「好玩」這件事又怎麼會不夠嚴肅或不夠高尚？**

所謂好玩，就是可以讓自己在忘我投入之中得到快樂。小孩子的遊戲就是好玩的方式，大人其實也是如此，只不過大人所處的生活環境複雜，所以要如何追逐好玩，

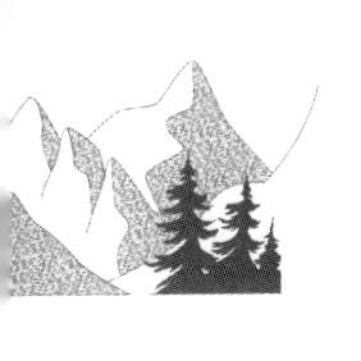

現實上可能的表現方式也五花八門。但不管如何五花八門，本質不會改變。有人喜歡高山，以至於此生終於葬身雲端。也有人喜歡大海，因此潛入深處和在地球存活了四億年的古老魚類對話。但不管是哪一種好玩的方式，結局沒有兩樣，都是可以讓人沉浸在純粹快樂的氛圍裡。

小孩子的遊戲是最典型的追逐好玩的行為方式，然而至今種種不同理論對於遊戲概念的說法，顯示出人們對於以好玩做為人生意義的看法是南轅北轍。對於所謂的遊戲，我所看到的許多說法還是給它負載了沉重、嚴肅的任務，好像如果不是如此裝扮，遊戲這回事就會淪入下流。譬如討論到遊戲的意義時，就有很多說法認為遊戲的意義在「讓遊戲者學習探索、發表感受、學習社會性及互動」等等，甚至還有特別強調，「遊戲不是一般成人所謂的『玩』，它具有獨特的意義與價值，具有生理的、智能的、社會的及心理的多方面功能」等等。面對這種種神聖的意義堆疊，令人不禁感到困惑，為什麼「教育家們」對於小孩子做為一個人的養成，要如此避諱一個直白的快樂人生？

因此我反過來欣賞一個坦率的說法，說「遊戲本質上是歡笑、愉悅、樂趣」，更欣賞日本語言學家白川靜所定義的，「遊戲是不具有目的性之衝動行為，是脫離生活的態度，非置目的於外表，歌之、舞之、躍之，全在其內心找尋無目的之快感。」簡單講，歌者所以歌之，舞者所以舞之，躍者所以躍之，都是因為快樂自在其中。甚至正因為其脫離生活，所以快樂。難道在複雜的人生裡頭，這種純粹的喜歡快樂的理由還不夠充分？

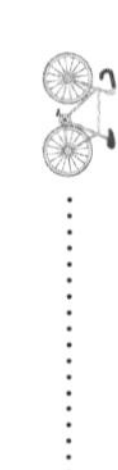

如果我今天要寫一個療癒清單，那麼應該只要寫一件事情就夠了，就是游泳。今天、明天和後天都是如此。我又想起海明威寫的《太陽依舊升起》（*The Sun Also Rises*）。這本書描寫的是第一次世界大戰後，一些年輕人浪居巴黎想要尋找暗黑世界裡的心靈歸路。不管論者要說這是年輕人「自毀式的狂歡」，或是脫離恐懼的「失憶靈藥」，至少理性的傑克（也有認為這角色近乎海明威本人的化身）在白天裡所說的話依舊充滿睿智，也是全書裡我最喜歡的句子。第一句話是，「除了鬥牛士，沒有人

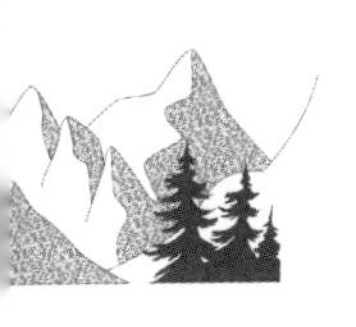

真的能把人生過到極致。」另外一句話是，「勞勃，你聽好，出國不會改變什麼。我試過。你不可能光換地方就解脫。那沒用。」

其實在這之外我也在想，**就好像你不可能光是換個地方就得到解脫，那麼即使是鬥牛士，真的就把人生過到極致了嗎？**

04.03
星期三

放療30

醫學，是科學還是哲學？

今天早上發生大地震。正在鳥松家裡吃早餐的時候地牛翻身，房子四處持續發出吱吱嘎嘎的聲響，吊燈也大肆搖擺，看來震度不小。後來據新聞報導，是震央在花蓮附近，強度七．二的地震，也是台灣九二一大地震以來最強烈的地震。在新聞報導的畫面裡頭，花蓮特別是太魯閣一帶，許多地點山崩地裂，面目全非。接著有好些朋友傳來簡訊，問候家住台東的我們是否一切安好。其實我這兩個月因為做放射治療的關係，人並不在台東。不過伊娜透過手機連上台東家裡的監視系統，至少家裡看起來一切如常。

到了醫院，今天要做第三十次的放療，也要門診。由於三個月前施打的長效型賀爾蒙治療針劑已經到期，今天同時要去第二個門診，以及領藥後到注射室打第二次的長效針劑。按照醫師說的，賀爾蒙治療一共會持續兩年。賀爾蒙治療和放射線治療同

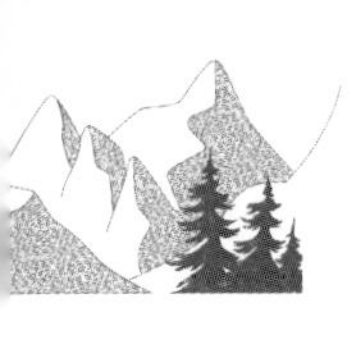

時進行，這是醫師一開始針對我攝護腺癌復發所建議的處理方式。我原本不知道賀爾蒙治療的詳細情形是怎麼一回事，也不知道放射線治療的詳細情形是怎麼一回事，自然更不知道賀爾蒙治療和放射治療之間的關係在自己的個案裡要怎麼安排才好。

對於許多醫療問題，在實際到診間看病的過程當中，一天掛號掛到一百多號的醫生不太可能跟每一個病人詳細解說醫學上的道理如何，因此病患最好可以自己讀一些衛教資料，或者到醫療網站搜尋相關的討論。更何況有**很多問題最後是牽涉到病患個人價值選擇的問題，是病患自己才能做決定的，譬如自行負擔醫療費用與預期醫療效益之間的價值評估，或者預期醫療效益和可能副作用之間的輕重衡量。**

醫學對於攝護腺癌切除手術後的癌症復發有不同的處理方式，當中被廣泛使用的，一個是賀爾蒙療法，另外一個是放射線療法。就作用性質而言，所謂賀爾蒙療法是透過斷絕（應該說是減少）癌細胞的養分來抑制癌細胞的擴張。這個療法只有緩和癌細胞發展的效果，也可以降低ＰＳＡ的數據，但並不是在殺死癌細胞。而且賀爾蒙療法進行一段時間，或許是一年多以後，會開始產生抗藥性。雖然後來又有新一代的賀爾蒙醫療藥物可以某程度對付癌細胞抗藥性的問題，但也不是根本的消滅癌細胞。

另一方面，這些藥物都有立即的或遠期副作用的問題。

至於放射線治療，概念上是所謂的直球對決，就是用一定劑量的放射線直接殺死癌細胞。當然這也不能夠保證一定的效果，而且人體內部器官組織相互依附著，放射線所到之處不僅癌細胞會被撲殺，原本健康的器官細胞也會遭受池魚之殃，也是可能帶來立即的或遠期的副作用。

對於兩種治療方式究竟應該怎麼選擇的問題，由於每一個病患本身體質條件和癌症嚴重或分布情況各有不同，所以可以理解的，針對不同病患所做的選擇也會不一樣。甚至，譬如對於年紀較大或身體狀況比較衰弱的病患也可能完全採取保守療法，就是消極的追蹤觀察，不做其他過度侵入性的醫療，只有在必要時才做一些緩解身體疼痛的處理。因為對於這樣的病患，積極的侵入性醫療其實並不會延長生命的存續，反而因為副作用而降低生活的品質。

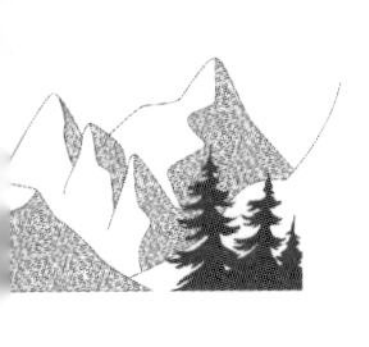

真正的問題應該是，不同醫師針對概念上情況相同的病患也可能有不同的看法、不同的處理方式，譬如對於局部性的癌症復發，除了放射線治療，要不要同時使用賀爾蒙治療？對於這一個問題，有一天在治療室等候區等候做放療的時候，我曾經聽到其他病患提起其他醫師的說法，說「子彈不要一次用完」。所謂子彈不要一次用完，我理解的意思是，賀爾蒙治療和放射線治療在延長生命期限上各有其效果，因此如果兩種療法在時間上錯開來，視情況先後接續使用，那麼應該可以有最佳效果。另外在我閱讀的資料裡，也有些醫師是很清楚的採取否定的看法。否定看法認為賀爾蒙療法的作用不像放射線療法一樣可以直接撲滅癌細胞，因此對局部性的癌症復發而言，既然不是擴散，不是無法使用放射線療法做直接定點處理，沒有必要使用賀爾蒙療法。

對於局部性的癌症復發同時進行賀爾蒙治療和放射線治療，是醫療上很普遍的做法。就我個人的情形而言，按照上週門診時所得知的檢驗報告，在兩種療法重疊進行了一段時間之後，PSA的數字的確從〇．四五掉到了〇．〇九。但純粹理論上的問題是，既然這數字的降低是在兩種療法同時進行的情況下所造成的結果，因此不清楚的是，這數字的降低究竟是賀爾蒙療法的結果，或是放射療法的結果？當然一般推測是，兩種療法都會有貢獻。醫師也的確說過，醫學上可以確定的是，兩種療法並用，基本上會有加乘的醫療效果。但這麼說其實並沒有回答到問題。純粹理論上，那答案可能是A療法貢獻度百分之一，B療法貢獻度百分之九十九，但也可能是A療法貢獻度百分之九十九，B療法貢獻度百分之一。雖然兩種不同貢獻度的分配方式到最後的整體貢獻度都是百分之百，但兩種情況在醫療上的意義顯然有所不同。也就是，在兩種療法都有值得擔憂的副作用的情況下，我們必須考慮，是否值得為了僅有百分之一貢獻度的療法而承擔其常態性出現的副作用？

帶著心裡的困惑，我曾經和放射腫瘤科黃醫師討論過這問題。不過最後真的讓我接受兩種療法同時進行的原因，是黃醫師所說的一句話：「其實對於癌症，時間久了，情況的發展往往是我們沒有辦法想像得到的，所以最好是一開始就盡量做好防範的工作。」在我聽到黃醫師這麼說的時候，當下覺得這是一個很誠懇的表達態度的說法，但我好像腦袋又同時觸電了一下：為什麼這句話聽起來會是如此熟悉？是誰在什麼時候說過相同的一句話呢？想了好久才想起來，原來是幾天前才讀到的，俄羅斯文學家安東・契訶夫（Anton Chekhov）在短篇小說〈在馬車上〉（In the Cart）裡有一句

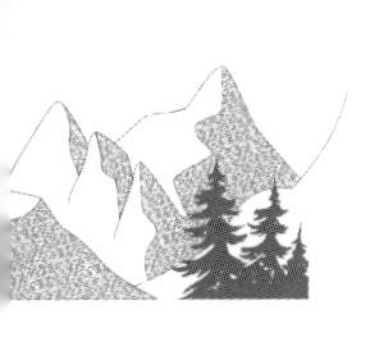

話是這麼說的：「人生都是被安排好的，緣分複雜得超乎人們所能理解的程度，以至於你光是想像就會覺得害怕。」

如果把文學家這樣的人生印象用來解讀我現在的切身問題，那麼所得到的答案應該是，即使賀爾蒙療法和放射線療法先後接續使用在延長生命的角度上會有更好的效果，但其實這也會帶來另外一個方式的風險問題：當首先使用的A療法效益減低或者沒有效益，想要再啟動B療法的時候，會不會為時已晚？

看來這世界上不只人生複雜難解，癌細胞的世界也複雜難解，所以我們最後只能用蝴蝶效應的概念來表達人對不可捉摸的宇宙虛懷以對的心情。不是嗎？就像存在人自身體內可以對抗癌細胞的所謂殺手T細胞，殺手T細胞固然是上天賜給人身體的自衛軍，但殺手T細胞自己卻也可能變節去投靠癌細胞陣營。如此，除了說是世事難料或說是運氣不好以外，有人說得出來為什麼殺手T細胞居然會變節而加入癌細胞的陣營？

因此我在黃醫師所說「情況的發展往往是我們沒有辦法想像得到的」這一句話裡頭約略感覺到，不僅是對癌症病患，即便是對專業醫師而言，所面臨的問題最後也已經不是純粹的科學問題，而是哲學問題；換句話說，最後總是涉及一些基本態度的選擇。這時候的選擇其實只是情緒上的喜愛而已，或者也可以說那是一種風格。因此**醫學固然是科學，但到了人生艱難處，醫學也要面對哲學問題。**

以上是我在癌症復發問題的處理上，安心接受賀爾蒙療法和放射線療法同時進行的原因。對於這樣的選擇，我要深深感謝黃醫師給了我一個簡單又真誠的說法。

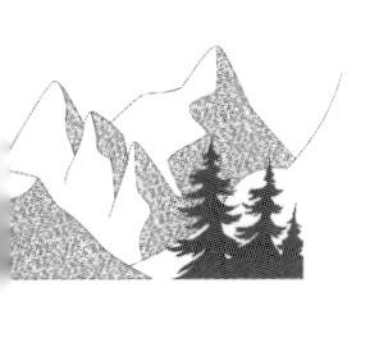

04.05
星期五

放療31

台鋼雄鷹大戰富邦悍將

昨天是放假日，今天接著做第三十一次的放療，也是我全部療程倒數第二次的放療。放療的壓力很快就要解除了，又碰上接下來幾天也是連假，所以我們計畫好今天要去看職棒，看的是台鋼雄鷹隊在主場對打富邦悍將隊。既然我們現在住高雄，又住在澄清湖棒球場旁邊，當然就要站邊，站成好像是台鋼雄鷹隊死忠球迷的樣子。

雖然有了計畫，但這輩子從來沒有到現場看過職業棒球賽，根本不知道要怎麼買票。前幾天打電話請問遠在台北有在注意運動賽事的朋友關於怎麼買票的事情，順便寒暄近況。朋友問清楚我們想看的場次以後，要我等十分鐘後再回覆我。十分鐘後朋友傳來一組號碼，告訴我拿著號碼直接到附近的全家便利商店列印取票就好了。雖然我知道這時代的購票可以是這樣子的簡便，但是到現在為止，我看電影的時候都還是至少提早半小時到電影院排隊買票（好像這樣才會有看電影的感覺），所以對於第一次要這樣到便利商店列印領取職棒入場券的事情也感覺新鮮。

晚上吃過飯，我們帶著朋友給的一組號碼，散步走到附近的全家便利商店取票，沒想到領到票時還同時附贈買一送一的霜淇淋優惠券。領完票，既然到了全家，就順便買了一包吐司，一款對我有特別意義的吐司。先前開始厭食的時候，我幾乎什麼東西都吃不下，後來有一次伊娜在醫院裡的便利商店看到一款我們從來沒吃過的白吐司，就買回來試試看。當時我咬了一口，覺得非常柔軟，再咬一口，非常美味，咬到第三口，終於知道銷魂為何物，最後連續吃了好幾片。雖然說精緻澱粉對健康是大忌，但對於那一天的我，就是因為這吐司的精緻才讓我終於有東西可以吃。因此即使是要講客觀，這也可以說是我的救命仙丹。從此以後，如果你讓我在這世界上只能選擇吃一種精緻澱粉，包括黑森林蛋糕也包括鼎泰豐的小籠包在內，我會選擇的就是便利商店裡這一款白吐司。

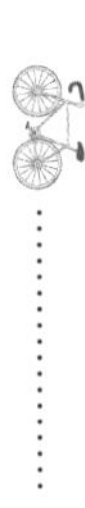

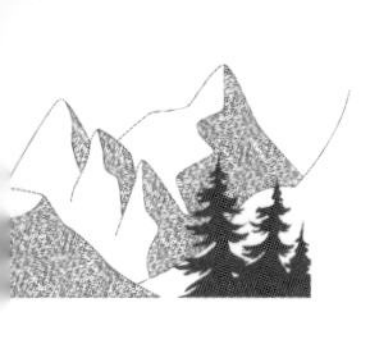

職棒比賽終於上場了，我們下午四點多帶了一點吃的東西，一路散步到澄清湖棒球場。剛走出家門時，路上沒什麼人，但走了十幾分鐘快接近大馬路時，人就越來越多，原來都是要去看棒球的。自從疫情以來，高雄人已經很久沒有看到這樣的賽事，而且這是高雄在地的雄鷹隊成軍後第一次在主場亮相。開賽前幾個鐘頭，球場外的停車位就已經一位難求。進場時好像到處都盤旋著排隊的人龍，有的是要現場購票，有的是要領排汗衫，有的是要進場，而且進場的排隊還有分區。我們深怕穿著雄鷹隊的隊服卻跑到敵軍陣營去會被圍毆，但跑來跑去還是跟錯了兩次隊伍，經過一陣慌亂之後好不容易才走對地方。

或許因為是台鋼雄鷹隊第一次主場大賽事，雄鷹隊下了重本，送給每一位粉絲一件雄鷹隊的紀念排汗衫。由於人多，當我們排隊領到排汗衫的時候，已經沒有L或S的尺寸，只好領了一件XL和一件M尺寸的。伊娜說就要穿上這隊服去幫雄鷹隊加油才會有球迷的樣子，但是環顧四周都是擁擠的人潮，根本看不到廁所在哪裡，而且球場上傳來鑼鼓喧天的聲音，好像球賽就要開打了，我們深怕錯過什麼精彩的時刻。

伊娜告訴我說：「要不然你換就好了。」我想到我如果衣服一脫下來，現場人這麼多，一個老人在一堆年輕人眾目睽睽之下露出一身清楚的排骨可能會嚇到人，於是決定就把隊服直接套在外面就好。結果隊服一套上去，我穿XL和伊娜穿M的尺寸都像是在穿浴袍。還好反正是好玩而已，穿浴袍加油也可以，甚至好像更有啦啦隊的樣子。其實後來我回到家後試穿了M的尺寸，發覺穿起來是意外的舒適，似乎近來雖然已經在努力加餐飯，但還是沒有長出多少肌肉來。

我們坐定位後看到的是一整個球場的人聲鼎沸。球賽一共進行了三個多鐘頭。技術層面上，除了洋將魔鷹強大的打擊之外，今天的整場賽事並沒有特別精采的鏡頭出現。但也無妨，因為我們其實只是來湊熱鬧的。比賽最後是地主隊以四比零的成績打敗了客隊。對於大部分的觀眾而言，這應該算是一個可以讓人高興的結果。不過台灣的觀眾對於這樣的賽事，心情起落都已經成熟，高興也就只是客客氣氣的高興。反而在比賽結束散場的時候，看到一大堆富邦隊的粉絲整整齊齊的圍繞在富邦球隊的接駁遊覽車前面等待一睹明星球員的丰采，好像即使輸球，最後還是依依不捨於自己所愛。我看了很感動。不管輸贏，每一個人都靜靜的試著貼近自己喜愛的人和事情。

看完球賽，由於這裡不知道湧入了幾萬觀眾，散場也是要花很多時間。除了人多

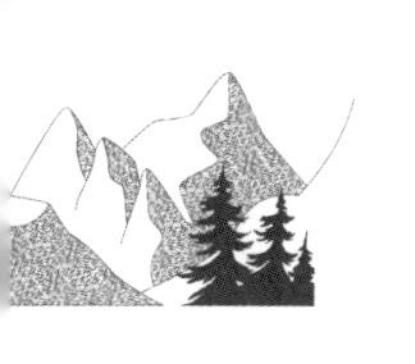

之外，我們是第一次到澄清湖棒球場，在一片旗海當中，一開始根本搞不清楚哪一邊是東，哪一邊是西，只好先殺出重圍，到了大馬路上再慢慢辨識回鳥松家的路。還好我們不趕時間，天氣也涼爽，所以慢慢散步走回家去。

回鳥松家路上，經過路邊賣鹹水雞的發財車，買了鹹水雞。經過轉角處的全家便利商店，又用買球賽入場券時送的優惠券買了買一送一的霜淇淋，邊走邊吃。這時才忽然發覺很奇怪，這原本都不是我會做的事情，怎麼今天晚上會如此「走鐘」，甚至也是我這輩子第一次現場看職棒？感覺好像兩個月來對生活裡頭很多事情都有相當程度的解放，難道是因為罹癌復發這件事讓我解放自己？問題是，難道罹癌復發是一件很大的事情，以至於可以讓人心情上有什麼巨大的轉折？

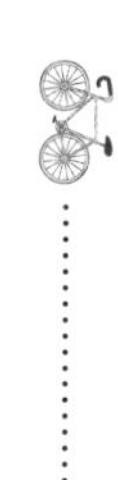

如果硬要說，我心理上最有感的波動應該是幾個月前下顎麻的時候，因為誤解了網路上的醫療訊息，以為我的下顎麻是骨轉移的症狀，而且是所謂的只剩下十五個月

的生命。但其實，即使是只剩下十五個月的生命，我覺得也還好，因為即使是十五個月的時間，也已經足夠用來把要處理的事情處理完畢。

去年當我知道大概是癌症復發的時候，就已經想過這問題：我還想要活多久？當時我的答案是半年的時間就好了，因為用半年的時間就可以把想要改版的書寫完。然後半年的時間早就過去了，甚至一年的時間也已經過去了，那麼我還要什麼？因此關於罹癌又復發這件事，應該不至於會讓我心情有什麼大的波動，更別說波動到可以讓我從不吃鹹水雞、不吃霜淇淋、不吃消夜的一個人「走鐘」成既吃鹹水雞，又吃霜淇淋當消夜的人。現在最大的問題應該是，雖然心情沒有巨變，但是腦袋好像有巨變，因為鹹水雞和霜淇淋的組合，客觀上真的是完全的天兵。會想出這樣天兵的組合，也凸顯我這個人好像真的腦袋壞掉得很嚴重。

一個人原本不會吃鹹水雞，後來卻吃起鹹水雞，本來不會吃霜淇淋，後來卻吃起霜淇淋，這是所謂一個人變了嗎？形式上看來好像是，就好像連續劇裡出現的劇情，一個個性內向又充滿同情心的年輕人，進入職場以後歷經種種現實打擊，終於變成一個用靈魂與魔鬼交易的經理人。但其實我懷疑這就是所謂的一個人變了，因為**所謂一**

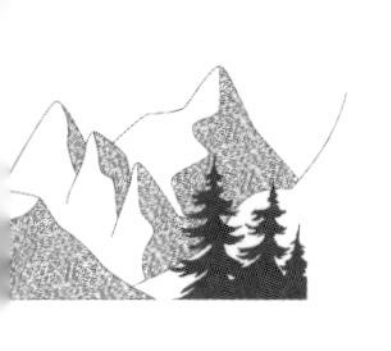

個人變了，指的應該是一個人的本質改變了，而不僅僅是形式上的改變，否則如果一個人中餐吃便當，晚餐時吃麵，你難道要說是這個人變了？

所謂一個人的本質，指的是一個人對這世界一切事情的反應模式體系，簡單講就是DNA。假如說某甲以前都是吃紅豆剉冰，但自從有一次嚐過仙草剉冰的滋味以後，就開始改吃仙草剉冰，這並不是所謂某甲這個人變了，因為事實上某甲的基因就是喜歡吃仙草剉冰，只不過因為以前沒有嚐過仙草剉冰的滋味，所以以前都是吃紅豆剉冰。這整個過程，某甲身體內的基因系統完全沒有改變。某甲從紅豆剉冰改變成吃仙草剉冰，那是因為外在刺激條件改變所產生的結果而已。

除非是所謂的基因突變，我不認為人是會改變的，所以不管是對別人或對自己，所謂的改變都是表象。我以前不吃霜淇淋，那就只是我以前不喜歡吃霜淇淋，我今天吃霜淇淋，那就只是我今天喜歡吃霜淇淋。今天之所以喜歡吃霜淇淋，是因為面對癌症復發而正在做放療的我想要一點自我激勵而已。所以說是此一時而彼一時。至於我，還是我，一點都沒變。

回到鳥松家，打了電話給台北的朋友，感謝他送我們的職棒比賽入場券，讓我們度過了一個愉快的夜晚。朋友說：「雄鷹隊贏了，你們鷹迷應該很高興吧？下次如果有雄鷹隊的場次，我再替你們買票。」朋友不知道，我們固然因為地緣關係而喜歡雄鷹隊，但我們最喜歡的應該是排隊領雄鷹隊的排汗衫，當然還有鹹水雞和霜淇淋。

04.10
星期三
放療32
回憶就像一趟多彩的遊輪之旅

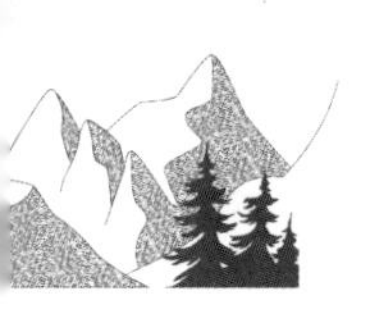

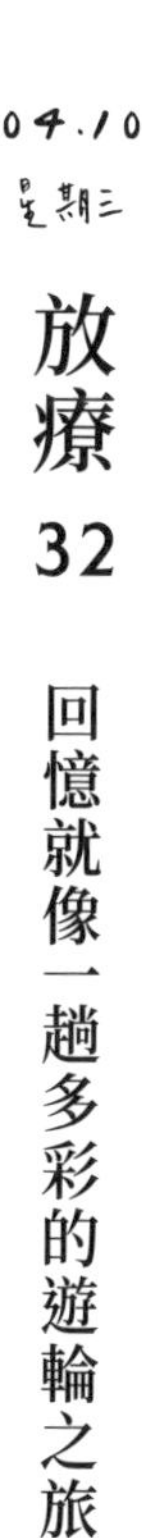

今天做第三十二次的放療，也是最後一次的放療。今天要做放療，也要看門診。醫師在門診一開始的時候就告訴我，「黃先生，你今天可以畢業了，三個月後再來回診就可以了。」我向醫師道了謝，又請教了一些相關的問題，醫師也很細心很清楚的做了回答。接著我離開門診室，走到隔壁通道的放射治療室。

今天的放療和以往任何一次的放療一樣，先排尿，然後喝水、換衣服、塞耳塞，把東西放進置物櫃，然後上鎖。我在做這些動作的時候心裡一直想著，這是最後一次了。最後一次三百C.C.的喝水，最後一次換衣服，最後一次塞這麼難塞的耳塞，以及最後一次把置物櫃上鎖。

走進治療室以後也是一樣，最後一次把眼鏡、鑰匙和口罩擺在各自固定的位置。躺上平台後，放療師最後一次幫我調整身體位置、上器材道具、蓋毯子。平台移動進入隧道後，機器很快的傳出兩個月來我最熟悉的機槍掃射噠噠噠噠的聲音。做完放療走出治療室時，我先向幫我做放療的放療師和護理師道謝，接下來和第一天做放療時一樣，回頭看了一下我在裡頭躺平了三十二次的治療儀，看到隧道口上端標示著大寫M字母開頭的品牌名稱，據說這機器是很厲害的東西。

做完最後一次放療，放療師把蓋滿三十二個印章的黃色外皮治療手冊交給我。我打開手冊，翻到蓋滿三十二個印章的頁數，心中鮮明的感受到我畢業了。放療師和護理師們很高興看到我畢業了，只不過在這種場合好像習慣上不適宜說「恭喜」一類的話，或許是因為每個人的情況終究都不一樣，而且世事難料，所以人們不方便對眼前的狀況說恭喜。但我私底下在想，不管終究是福是禍，人做完了一件該做的事情，也算是盡了責任，其實說恭喜也沒有不對。

走在放射腫瘤部走道上的時候，我想到一件事，就是像一個多星期前那個外國人握拳對我做了一個加油的動作一樣，今天我也要給另外一位癌友祝福和打氣。然而今天我在走道的座位區卻一直沒有看到癌友A的影子，或許他還沒到達醫院，或許他正在治療室裡做放療，也或許他根本比我更早做完全部的療程了。我離開放射腫瘤部前

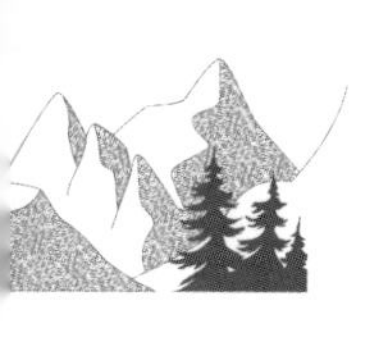

再次前後左右掃視了一次，還是沒有看到癌友A。

離開放射腫瘤部，理論上現在的身體應該和先前有些不一樣，但我其實感覺不到那是怎麼樣的不一樣，好像那就是一個已經歸檔的訊息而已。這完全不像以前眼睛做切除白內障手術的感覺。白內障手術前的眼睛是視茫茫，手術隔一天拿掉蓋住眼睛的紗布，世界頓時一片明亮，好像在展示醫療科技的驚人魔術。

我慢慢走向批價掛號大廳，但沒有察覺到醫院裡流動的人潮。一直走到批價掛號大廳抽了一張號碼牌，才慢慢又抓住了一些思緒：兩個月前所要進入的未知的時光隧道，就這樣好像很漫長，又好像一瞬間就被穿越過去了。

回想最早要進行放射線療程的時候，醫師先向我說明了一些關於放射醫療的基本知識。在科學的進步這一件事情上頭，人可以說都是活在一個最幸福的年代。因為未來還沒有到，所以人對於自己的生活只能和過去做比較。和過去做比較，人類的自然科學和技術只可能進步，不可能退步，就好像人類的手機通訊技術，只可能從3G、4G到5G，不可能從5G、4G到3G。

以對於癌症的放射治療而言，早期有人描述說鈷六十（Co-60）在人體內的行徑是所到之處寸草不生；即使是一個好好的人，也禁不起鈷六十照射的摧殘，以至於一說到放射治療就人人色變。但今天的放射治療技術已經截然不同。放療醫學的進步是進步在所謂的精準。精準定位加上劑量控制技術的放療可以在療程裡大幅度避免傷及癌細胞以外「善良無辜」的人體器官組織。

對於醫師的說明，我聽懂了，也覺得一切都可以放心。我對生活中各種事情處理的基本態度就是相信理性概念，相信應用邏輯的思維模式。因此**儘管醫療還是有其極限，也儘管今天的放射治療還是會有一些令人擔憂的副作用，但是人除了選擇理性概念之外，很難想像還會有更好的選擇。至於選擇之後，就只能把一切放下。**

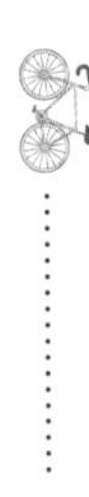

對於癌症的復發，在醫師為我安排了三十二次的放射療程後，我們很快決定好，要用嘉年華式的吃喝玩樂來度過這段日子。醫院報到日一大早，先把已經打包好兩個月生活所需要的東西塞進車子裡，鎖好家門，隨即出發，開始執行我們在西部都會區

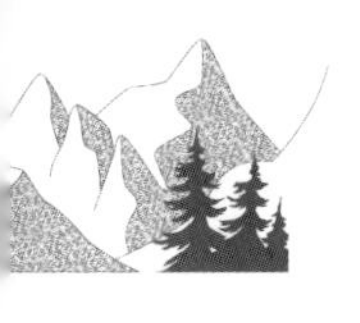

的長假計畫。

而此刻，歷時兩個月的長假計畫飛快結束了，**今天回想起來，放療期間所度過的，其實就像一趟多彩的遊輪之旅。我們在旅途中一路面對、一路學習，而這一路的旅途也反過來讓我們心中填滿難以忘懷的回憶。**

說是要用嘉年華式的吃喝玩樂來度過這段日子，但什麼是嘉年華式的吃喝玩樂？海明威的《太陽依舊升起》書上有這麼一段話，「跳舞不停，飲酒不停，喧囂不停……每一件事物都變得不太真實，彷彿任何行為皆不需要承擔後果……非得大吼大叫才能讓別人聽見自己說話……這就是節慶……」讀到這裡，我想的是，如果跳舞不停、飲酒不停和喧囂不停的結果，就是讓每一件事物都變得不太真實，那麼跳舞不停、飲酒不停和喧囂不停的背後是訴說著什麼樣的事實？莫非人生艱難，艱難到必須用「讓每一件事物都變得不太真實，彷彿任何行為皆不需要承擔後果」的儀式來稀釋人生的苦痛？

然而對於這樣的人生，說出更殘酷事實的，應該是海明威的另外一句話：「在白天，對任何事都無動於衷其實非常簡單，但在夜裡，那又是另外一回事。」問題就在於，人生的苦痛是可以透過一些形式的動作就被化解消失的東西嗎？

人生遭遇的痛有很多是可以透過某一些形式動作就被化解消失的，譬如頭痛吃普拿疼，手割傷了貼ＯＫ繃，期終考試到了就念書，花草樹木枯萎就澆水修枝等等。這時候所謂理性人的做法自然是照章行事，頭痛吃普拿疼，手割傷了貼ＯＫ繃。問題是，人生並不永遠如此簡單，人總會有一天要遇到看來無解的困境，當中生老病死只是一個典型的問題，但不僅只於此，否則不會也有人在形形色色的遭遇中選擇用墜樓來回應自己的人生。

所謂人生艱難，表示即使是理性人最終也可能無法照章行事，因為可能根本無章可照，或者照章行事也難，就好像大地震來時被深埋在崩山落石底下的罹難者或家屬，有什麼章法可以讓他們照章行事，因此就不會喪生在崩山落石底下，或不再有苦痛？〇四〇三的太魯閣大地震，從很多被放到網路上的影像可以看到大地震來襲時地動山搖的恐怖景象。原本風和日麗的山谷裡，在大地好像巨獸突然甦醒過來般的晃動之後，邊坡砂石開始下滑，塵土開始飛揚。幾輛小汽車相互分隔一段距離，在曲折的山路上不知所措，一下子往前移動一點，一下子往後退一點，一下子又定住不敢動。

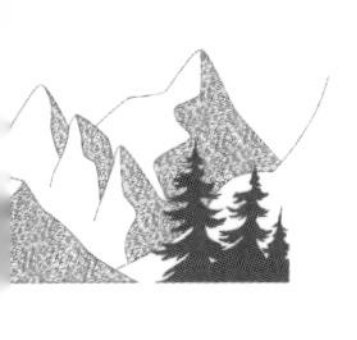

緊接著像是電影《阿凡達》的開場，幾顆看起來至少有汽車大小的巨石在翻滾中衝撞過來，有的滾落到擋風玻璃前方幾公尺處，有的直接壓頂在小汽車的後車廂。此時不管是快思才對或慢想才對，也不管汽車是該前進一點才對或是後退一點才對，有誰是因為聰明所以躲開壓頂而來的巨石？

人從出生那一刻起就開始走向死亡，因此問題是，為什麼人要那麼關心最後一刻的死亡問題，好像最後一刻的死亡才是人生重要的問題？**其實面對問題時不管是要抗拒、掙扎或傷腦筋，總是在人還能改變些什麼事情的時候才有意義**。因此如果人最終面對死亡就像面對大地震時山上滾落的巨石，既然這不可能是老天爺搞錯了什麼事情，那麼人除了接受，再去為死亡這件事抗拒、掙扎或傷腦筋的意義是什麼？因此**對人而言，只有在無數個的今天裡要用什麼方式活著的問題才是一個真正的問題**。

今天要用什麼方式活著？這一個問題的答案來自人生旅途一切艱難險阻的淬鍊成形。當然每一個人生都是獨特的，所以人要如何面對自己專屬的人生艱難也沒有標準答案。人到最後勢必是用自己全部的哲學、用自己完整的態度去面對自己專屬的人生艱難。但如果快樂是人生最後的原則，那麼面對形形色色的人生艱難，我可以想像得到的不二法門，只可能是堅持用快樂的態度來度過不快樂，只可能是堅持用無懼的態度來度過恐懼，否則這世界上無數身陷痛苦而無法翻身的人還能依靠什麼來脫離痛苦？

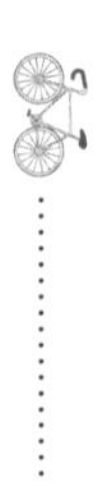

所謂嘉年華式的吃喝玩樂，其實就只是一個儀式，一個集體狂歡的形式：**如果對於快樂的堅持是那麼困難，那麼就學會遺忘的藝術吧！**至於一開始的問題，人生的一切苦痛是不是可以藉著如此的形式而消失？那是每一個人自己的問題。在吃喝玩樂的儀式底下，你可以選擇喝酒，也可以選擇不喝酒，你可以選擇和人群一起瘋狂跳舞，也可以選擇一個人沿著河邊慢慢走。重點只有一個，就是選擇放掉痛苦。

結束了最後一次在一樓大廳的批價繳費，我撥了電話給伊娜，約好十五分鐘後照舊在便利商店旁邊接我。講完電話，走出醫院急診處大門，外頭保全正吹著急促的哨音驅趕一堆混亂的停車趕快離開，因為一部剛關掉警笛的救護車送來一位要做緊急搶

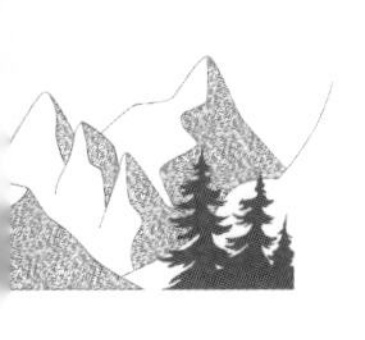

救的病患。擔架下了救護車後，護理人員一路不斷的為病患做心臟的按壓。我快速穿過一陣慌亂的人陣與車陣，就著熾熱的陽光走上人行道。在便利商店外等了沒多久，我看到伊娜開著車子過來了。上了車，我們就往高速公路回台東的方向出發。

照理說，結束了全部將近兩個月的放射療程，我們應該要有一些有儀式感的活動安排才對。但今天怎麼會這樣，沒有吃、沒有玩，也沒有買，好像一切都結束得無聲無息？

其實不急，一個月前我還在做放射治療的時候，伊娜告訴我說，等全部的放射療程結束後，我們要連續瘋狂慶祝一個季，三個月。我現在其實很傷腦筋，要連續瘋狂慶祝三個月，那不會讓好好的一個人真的抓狂嗎？

走上旗津燈塔喝咖啡

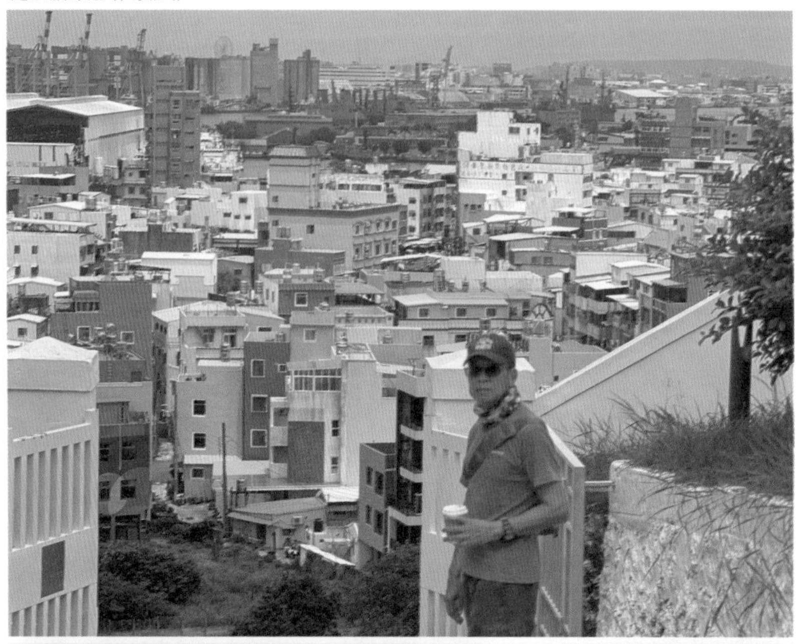

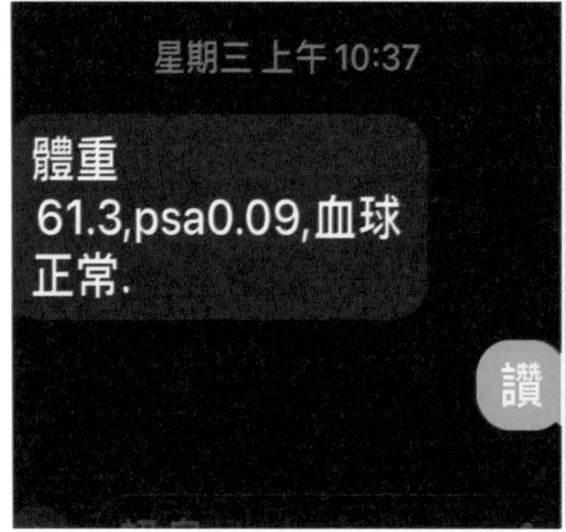

03/27 門診結果報告截圖

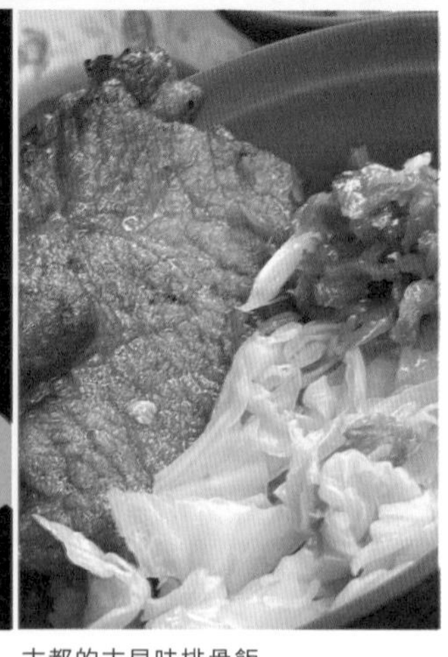

古都的古早味排骨飯

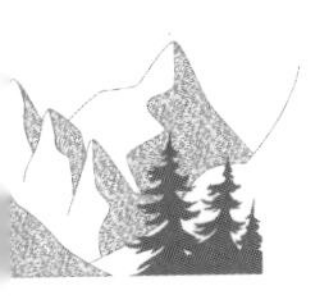

在林百貨買的咖啡杯

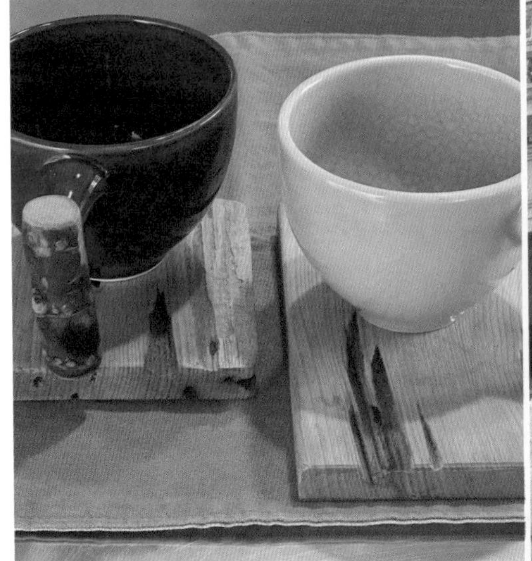

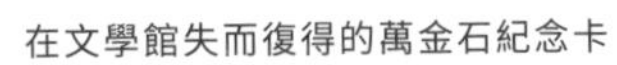

在文學館失而復得的萬金石紀念卡

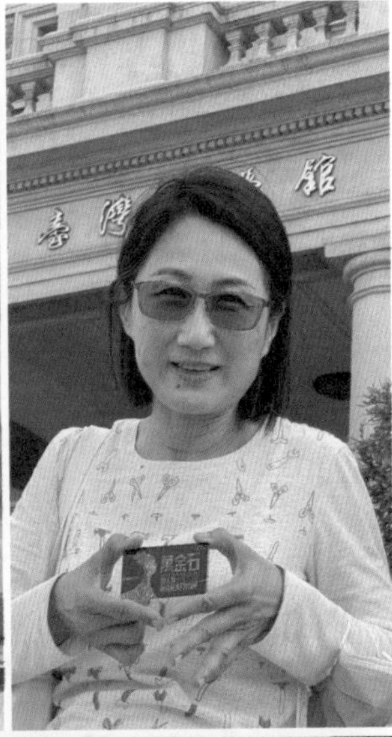

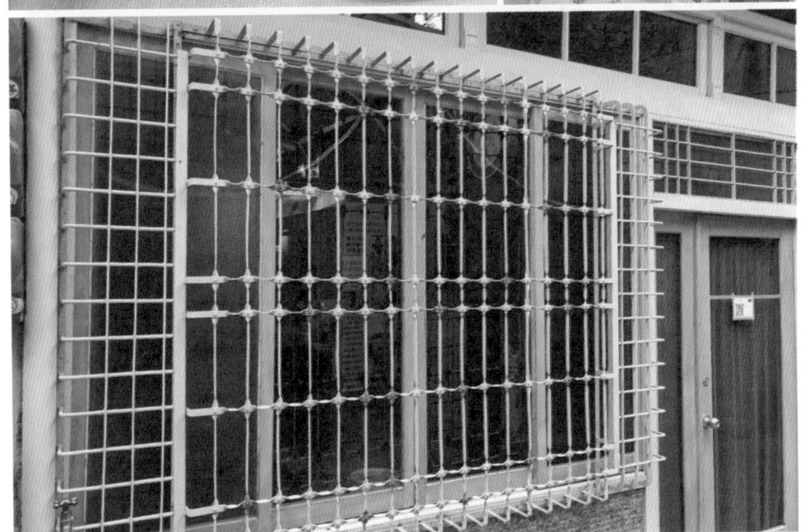

巷弄民宅的窗花

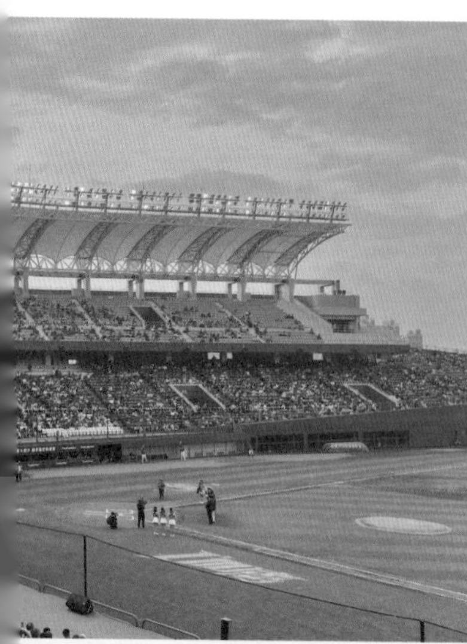

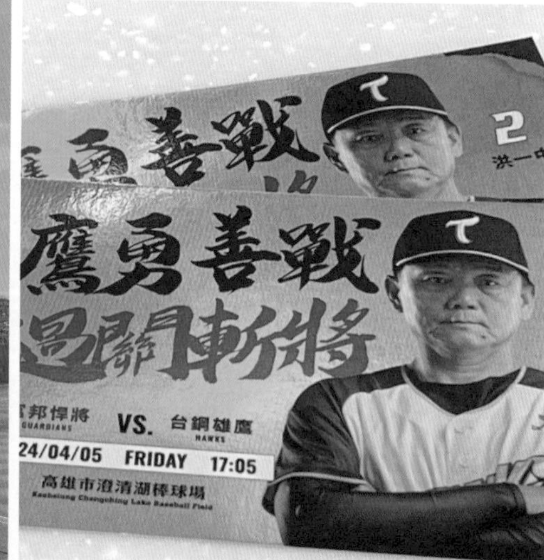

此生第一回看職棒的入場券

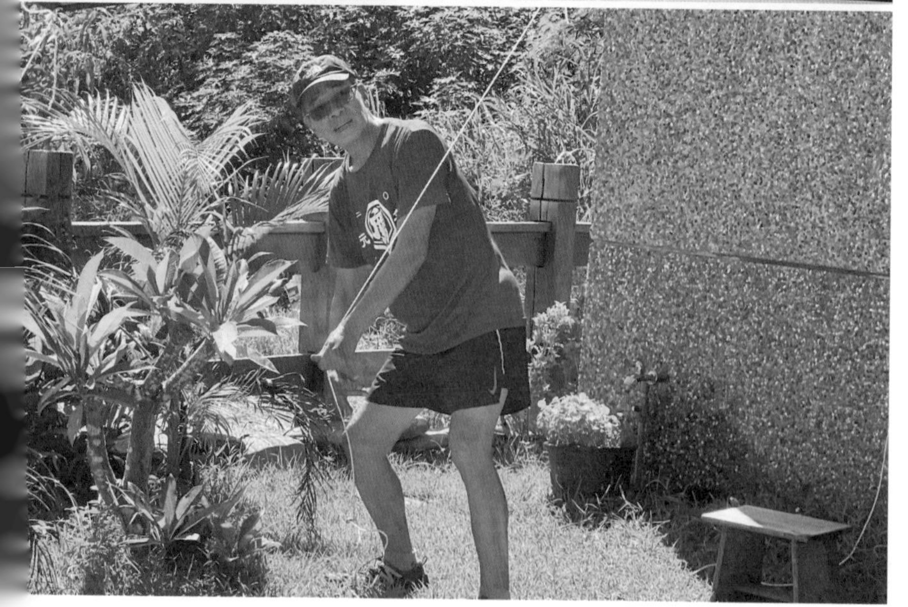

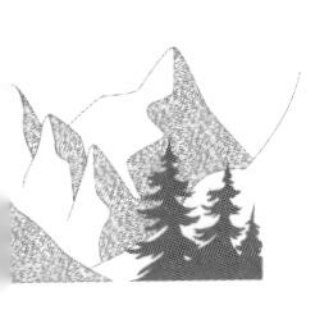

結束全部療程的「畢業證書」

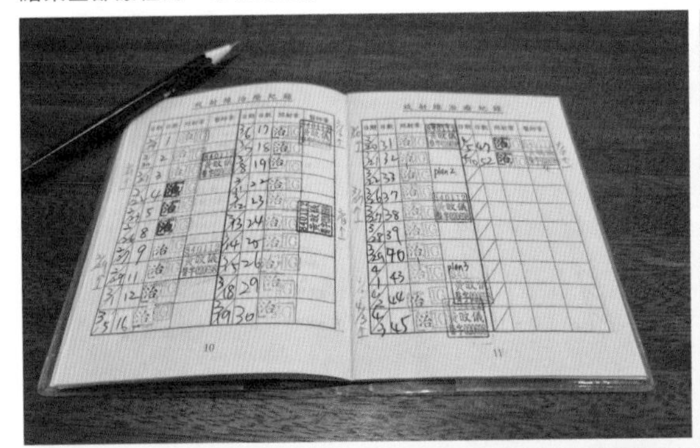

台鋼雄鷹對富邦悍將的夜晚

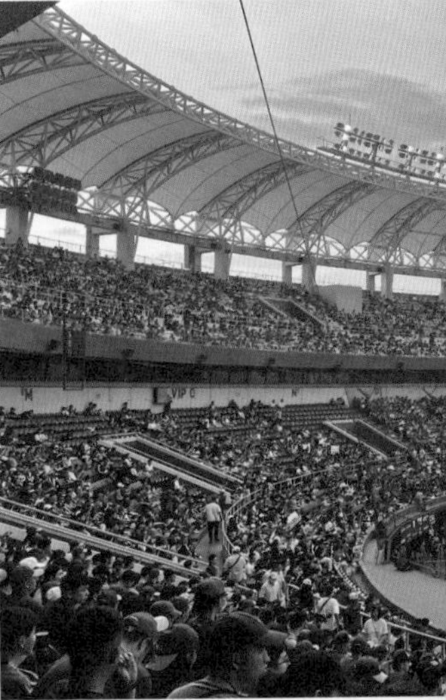

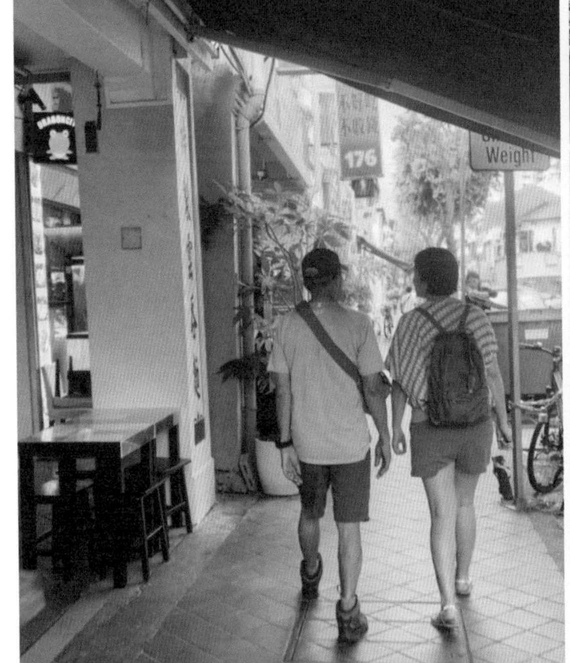

回家後的日常（出國看女兒）

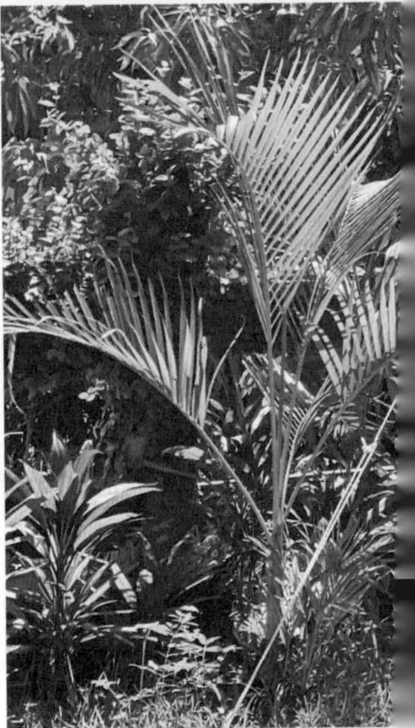

回家後的日常（整理庭院）

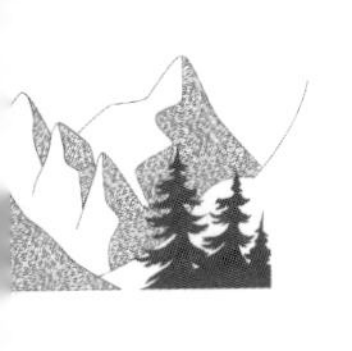

吃喝玩樂陪伴者與陪病者

伊娜的三言兩語

學生們所稱的黃榮堅老師，我叫他大滷。因為當他自己料理餐食，總是把所有食材放入大鍋裡一起煮，感覺像煮大滷麵，很樸實而接地氣。剛好他某段時間也確實喜歡點大滷麵吃。於是多年來我一直這麼暱稱他。

「壞事發生，並不等同著悲慘就應該到來」，這是大滷和我看待他癌症復發與放療的基本態度。所以放療期間，我們「忙」裡偷閒，一起吃東西聊天，東看西看，到處玩玩。相較於過往的日子，感受反而正向而精彩。

長假

不知道其他人第一次得知自己或親密的家人罹癌了，那剎那的感覺是什麼。我清楚記得大約十年前，當醫師告知「妳的切片檢查結果是甲狀腺癌」時，自己霎時如履雲端，有片刻靈魂和身體彷彿分離的不真實感，雖然沒有哭，但心中卻有一種「原來我的生命就將到此為止了」的哀傷……又或許是一種離愁吧。

因此，當陪同大滷被醫師告知「你的PSA指數醫學上視為是癌症復發」時，我想我是以自己曾經的心情，同理著大滷當下的心緒。於是我心裡的聲音是：「要珍惜時間，只做重要的事了。慶幸我們還有機會話別，也還有機會修復和創造彼此成為伴侶關係的此生。」

我們價值觀相近，兩人都同意：只要嘗試盡力去做了自己認為該做的事，沒有出賣或扭曲自己的價值觀，那麼即使是在悲痛時刻，也仍將存在有足以欣慰的快樂吧。所以當知道放療的必然後，我們很快就決定了方向：如何讓放療日子舒服過，就那麼做。而離家最舒服的處理方式，就是像對待旅行一樣。於是我們就真的認為並這麼去安排與執行這次的長假。

夥伴

在大滷的放療期間，除了抽象的所謂「照顧」或「陪伴」，具體說來我應該是包

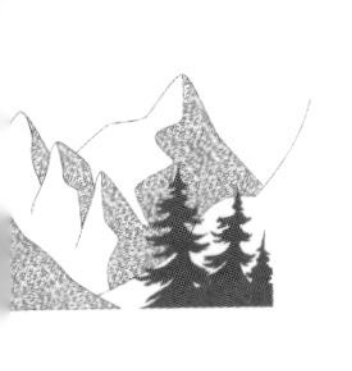

辦了家庭的財務管理、居住環境清潔、衣物洗曬、外出採買、烹煮餐食、膳後整理，再兼顧我自己原本的工作與各項聯絡事宜等等。另外，當兩個人在一起時，難免會分些注意力留意對方的需求，互相或許都沒有機會能全神貫注於自己身上或手邊正在做的事情。因此當大滷做了自己要獨立行動的決定——自己走路、搭公車到醫院進行放療，不用人陪，同時自己處理午餐——其實我也某程度的覺得自己將獲得一些自由時間與空間。

不過當然不是他一提議，我就立即讓他一個人放生。在他獨行的前一天，放療後，我們事先一起散步探勘了幾處住家附近可能的公車站牌，最後確定了忠誠路站牌是終點（回頭）站。我們也下載了高雄市公車**APP**資訊，查明離尖峰車班時刻與行車動態，知道高雄市（至少這路線）公車，大致上似乎沒有脫班問題。此外，我們一起從公車站牌走回家，鳥松澄湖路一帶巷道甚是好走，除了有幾處林蔭路段走來涼快，路程中還有幾棟興建漂亮的氣質別墅可以欣賞。所以我就這麼放心的約定好讓他獨行，但只要有需求，我隨時備援接送。

大滷開始實踐獨行模式，出門去放療後，我也大約會有三至四小時的自由時間，可以專心的工作一或兩小時，然後或清潔屋子，或洗衣收衣，或休息，接著我會出門採購食物，也讓自己好好享受一頓外食午餐。這樣的獨行模式過了一段時間，我們偶爾也相約在放療結束後，於某一個捷運站碰面，一起去喝咖啡、逛逛城市街道或賣場，也曾看了場電影。所以有時候感覺就像真的只是來異地度假生活一樣。

以上的決定，事後想來，都不是立基於個人期待或渴望自己被需要或被照顧，而是如同一個球隊或團體的夥伴關係，我們只是在各自負責的守備位置上，忠實承擔和給予自己能夠貢獻的力量與支持。

自由

大滷對自由的強調，在於他經常需要自己獨處。「請讓我一個人靜一靜，」他會用誇張玩笑的語氣提出這樣的要求，通常我會故作噴飯狀笑出來，然後就真不理他。團體，並不需要消滅個人的人格、喜好。而這樣的理解與放任，是基於我們多年相處磨合的經驗與對彼此的充分信任和尊重，譬如各自去和朋友吃大餐，或只要沒有健康問題，他晚上用早上喝了咖啡卻沒洗的杯子繼續喝水，我也不太介意，甚或他為自己

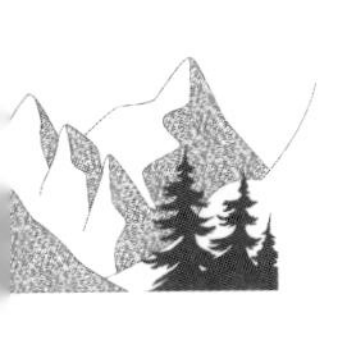

買了一雙好鞋子跟我炫耀，我會說：「那我要立刻來物色一件花襯衫。」這是我們共同生活的默契。換言之，就是退讓彼此對滿意這個標準的需求。套兩句大滷的話：「只要你喜歡」、「那就恭喜你啦」。

這樣的默契，讓彼此遇到歧異，或一方想單獨行動時，在溝通上省了不少心力。在因應大滷癌症放療這段時間，**這樣的自由需求，也讓「照顧者有了放鬆的權利，而病人也具備了不成為特別需要人照顧的人的能力」**。因此在放療期間，以及我們彼此事情的安排上，慶幸並沒有感到過大的壓力或負擔。

也因著這樣的相處經驗，當大滷進行放療後大約兩週，身體開始遭遇厭食、腹瀉、噁心、體重下降，然而又需要堅強體力與意志去應付接下來密集放療的困境時，他無奈看著我問：「這樣我還要繼續嗎？」而我自然的回應他：「那你是要放棄嗎？」

當然他沒有放棄。而我也不是以此回答，試圖鼓勵或縱容他放棄。因為大滷是一個思考型的人，他樂在觀察、發現及爾後思考的過程，有時候專注忘我，也沒有聽到我正在對他說話。當我用問句回答他的問題時，其實比較像是在探問、澄清他想要表達的真正意思；同樣的，我相信大滷也不是真的在問我關於他要不要放棄的意見，因為那只是他自我思考提問的過程。所以我回答完他的問句之後，這話題我們沒有再繼續，大滷就又思考去了。

事後聊起來，他覺得這樣的放任，是一種尊重的做法。而他也想保有這樣孤獨、繼續思考的自由。**我的對待讓他在處於身體不適時，感到有人陪伴的安全感，也不需要有為了滿足我的關切，必須去回應，甚至去擔心我的擔心的壓力。**

浪漫

說大滷是一個浪漫的人，或許是因為很多他想的、做的決定或選擇，都非「大眾路線」，就連他的學術觀點，也是少數說。而且他完全不在意自己是少數。只本著自己的哲學，從容悠遊於生活和工作之中。

他喜歡運動、閱讀。退休時，他就把所有的法律書都清空拋棄，現在新家的一面書牆，百分之九十是他退休後新買的書籍，而且幾乎近百分之九十的書他都已經讀完，他的模式是：買書——讀完——再買書。

他的生活簡單，但只要有興趣的事，就會「玩」得起勁。五十歲學鋼琴，練完拜

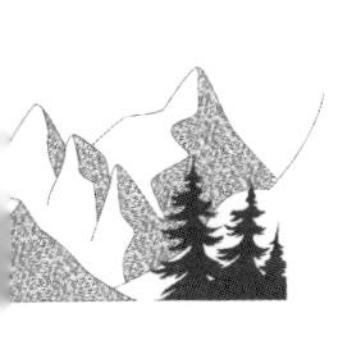

爾後，就自己買琴譜，研究（自創）指法記號，雖然老先生手指不甚靈活，沒能彈得流暢，但是幾首如〈風中奇緣〉、〈荒城之月〉、〈其實你不懂我的心〉、〈吻別〉等，也都練成全曲，最近還練起了谷村新司的〈昴すばる〉。

他至今持續研究，且據他說仍不斷有進步的活動，則是游泳。他也頗有廚藝，雖然家中廚房多是由我接管。總而言之，在生活中，他很能夠享受一個人獨處，沒有無聊或害怕沒有人陪伴的問題。他也屬於沾枕秒睡體質。因此放療期間陪伴或照顧他，我猜相對於其他家庭，我是輕鬆許多。因為只要還有活力，他就總能安放自己，並找到樂趣。

不過為了避免讀者或其他家人誤會我是個不負責任的老婆，而他是個超人，在此補敘：大滷的放棄說，雖沒有引發我的規勸或加油聲，但對於他放療厭食、腹瀉等副作用所帶來的身體不適，我們討論決定不服用醫師開的「會想吃東西」的藥。我的做法是，他需要補充元氣，於是買了枸杞、紅棗煮茶喝，也向朋友訂了罐裝的「糜」，讓他每天搭配蛋白粉、左旋麩醯胺酸，沖泡飲用，以補充營養。煎蛋太油，水煮蛋不易引起食慾，那就蒸蛋吧。還有藕粉暖胃，可以調節食慾，早餐前我會調一點溫熱的藕粉芡汁，讓大滷先喝，這樣縱使沒有食慾，至少也已經補充些熱量。

另外，在醫師評估癌症復發後，放療前，我們自己執行了約莫有一兩個月的戒絕紅肉行動，只吃雞肉、魚類蛋白質。放療副作用期間，為了雞肉更好吸收消化，我會幫他去掉筋膜，煮的時候加入糜，讓肉質更軟嫩。魚肉則買肉質較細的金目鱸魚，做湯，也去除較油的肚腹部分。而且運氣很好的我，還發現了超商一款原味白吐司，那是大滷副作用比較明顯不適的初期，少數覺得可以入口，後來他也喜歡的食物。甚至我們也在他副作用略改善，開始比較能吃點東西時，試著吃一些牛肉食物以增加體重。更後來我自己低溫氣炸堅果，這可以當零食也可以搭配優格。

以上這些食記，並不是什麼特殊的抗癌飲食方案，而就只是像一般日常，針對我們當下所處狀況，想像我們可以怎麼因應、有什麼需求，然後就去執行而已。我們並沒有拿「一定得」、「絕不能」的抗癌準則來束縛自己或彼此。

我們遵循科學及現代醫學的治療方法，但也在生活態度上搞一點點叛逆，不那麼嚴肅，也不緊張兮兮。大滷認為注意力分散去做些快樂、有趣的事情，才讓生命的延續有其意義。或許這也不是多數人會採行的做法，但這是浪漫如他所必需。

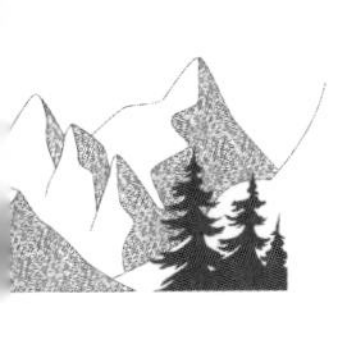

後記

這本書的完成，完全要感謝我的編輯玳妮。在放射療程進入第三週的時候，我感受到副作用的侵襲。一開始的幾天時間裡，心裡覺得有些無奈與挫折，但不知道是來自什麼樣的身體奧祕，我好像無意識間自動拿起手機撥了電話給玳妮說我想寫東西。玳妮聽我說了這麼一句話，當下回覆說：「心裡有想到東西，就把它寫下來！」這就是這本書的由來。我後來發覺，在接下來的放射療程裡，是心中不斷的思索與記錄工程在支撐我度過這一段日子。

感謝這段日子裡每天打理一切食衣住行、吃喝玩樂和醫院事務的伊娜。就說一件小事情，我們先前根本沒有聽說過什麼左旋麩醯胺酸的東西，但是在我不舒服的時候，伊娜在藥局裡居然也問到這種用來在放、化療時提供修復功能的產品，相信這東西應該也減少了很多放療副作用給我帶來的不舒服。其實在癌症的影像下度過兩個月的放療是一個辛苦的過程，還好我們對於這一切有相同的基本想法，就是即使我們拿癌症沒辦法，無論如何不會放棄當下時刻的最大快樂原則。

感謝女兒黃瑩特別從新加坡飛回來陪伴爸爸一段時間。欣慰的是在妳回新加坡那一天早上，我們一起到醫院聽醫師給我們的檢驗報告，說爸爸並沒有骨轉移的情形。妳的放心其實也是爸爸最大的放心。

感謝所有的學生或朋友們，我知道你們在這一段期間裡掛念我的情形卻又不敢問起我的情形。但我也沒有太在乎這件事，因為早就告訴過你們，我一切都會很好，而你們也應該會知道，我說的是真的。

感謝從北部到南部、從南部到東部，醫院裡醫護人員們給我的醫療與照護。我說過我只相信醫學院的醫學邏輯。在歷經幾年的抗癌之路後，雖然醫學邏輯也不能保證什麼，我依然明白，這想法一點都沒錯。

做完全部的療程回到家，休息了一個多月後，為了彌補半年前說要到新加坡看女兒卻又沒去成的落空，我和伊娜訂好機位後就在六月裡去了一趟新加坡。女兒家住離海不遠的地方，所以我們幾乎天天早上起來就在群樹與綠地包夾的帶狀公園裡一邊跑

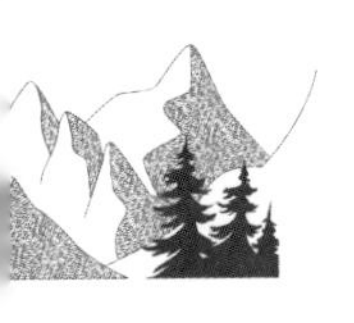

步，一邊遠眺停泊在外海幾百艘點亮燈火的大貨輪。去程三公里，回程三公里，跑完步後在路邊的速食店裡坐下來，一邊吃印度素肉烤餅，一邊觀察各種年齡、各色人種跑步或騎單車經過時，臉上或說或笑或認真的神情。生活只剩下小事，所以午餐時在如切路（Joo Chiat Road）上找到的（我在台灣已經找不到的）傳統炸扁食就讓我高興了很久，三天裡吃了三回。可以如此愉悅於這點點滴滴的日常，還是要說感謝。

國家圖書館出版品預行編目資料

我 32 次的放療，與吃喝玩樂 / 黃榮堅著；-- 初版. -- 臺北市：商周出版, 城邦文化事業股份有限公司出版；英屬蓋曼群島商家庭傳媒股份有限公司城邦分公司發行；2024.12

面； 公分

ISBN 978-626-390-339-5（平裝）

1.CST: 癌症 2.CST: 通俗作品

417.8 113016241

我 32 次的放療，與吃喝玩樂

作 者／黃榮堅
企畫選書／陳玳妮
責任編輯／陳玳妮、楊如玉

版 權／游晨瑋、吳亭儀
行銷業務／周丹蘋、林詩富
總 編 輯／楊如玉
總 經 理／彭之琬
事業群總經理／黃淑貞
發 行 人／何飛鵬
法律顧問／元禾法律事務所 王子文律師
出 版／商周出版
城邦文化事業股份有限公司
台北市南港區昆陽街 16 號 4 樓
電話：(02) 25007008 傳真：(02)25007579
E-mail：bwp.service@cite.com.tw
Blog：http://bwp25007008.pixnet.net/blog
發 行／英屬蓋曼群島商家庭傳媒股份有限公司城邦分公司
台北市南港區昆陽街 16 號 8 樓
書虫客服服務專線：(02)25007718；(02)25007719
服務時間：週一至週五上午 09:30-12:00；下午 13:30-17:00
24 小時傳眞專線：(02)25001990；(02)25001991
劃撥帳號：19863813；戶名：書虫股份有限公司
讀者服務信箱：service@readingclub.com.tw
城邦讀書花園：www.cite.com.tw
香港發行所／城邦（香港）出版集團有限公司
香港九龍土瓜灣土瓜灣道 86 號順聯工業大廈 6 樓 A 室
E-mail：hkcite@biznetvigator.com
電話：(852) 25086231 傳真：(852) 25789337
馬新發行所／城邦（馬新）出版集團【Cite (M) Sdn. Bhd.】
41, Jalan Radin Anum, Bandar Baru Sri Petaling,
57000 Kuala Lumpur, Malaysia.
Tel: (603) 90578822 Fax: (603) 90576622
Email: cite@cite.com.my

封面設計／一一生活設計
插 畫／黃瑩
排 版／芯澤有限公司
印 刷／高典印刷事業有限公司
經 銷 商／聯合發行股份有限公司
電話：(02) 2917-8022 Fax: (02) 2911-0053
地址：新北市 231 新店區寶橋路 235 巷 6 弄 6 號 2 樓

■ 2024 年 12 月初版
定價 400 元

Printed in Taiwan

城邦讀書花園
www.cite.com.tw

ISBN 978-626-390-339-5（平裝）
9786263903364（EPUB）